Beenish Sayed
Prasanna Kumar
Mamata Shivshette

Abordagens cirúrgicas do esqueleto facial

Beenish Sayed
Prasanna Kumar
Mamata Shivshette

Abordagens cirúrgicas do esqueleto facial

Um guia completo

ScienciaScripts

Imprint

Cover image: www.ingimage.com

This book is a translation from the original published under ISBN 978-620-7-46868-3.

Publisher:
Sciencia Scripts
is a trademark of
Dodo Books Indian Ocean Ltd. and OmniScriptum S.R.L publishing group

120 High Road, East Finchley, London, N2 9ED, United Kingdom
Str. Armeneasca 28/1, office 1, Chisinau MD-2012, Republic of Moldova, Europe
Printed at: see last page
ISBN: 978-620-7-73753-6

Conteúdo

RECONHECIMENTO

Aproveito esta oportunidade para manifestar a minha gratidão pelo facto de me ter sido dada a oportunidade de fazer o meu curso de mestrado em cirurgia oral e maxilofacial numa instituição de prestígio, a faculdade de medicina dentária e hospital K.V.G., com uma equipa de professores inspiradores que considero uma bênção. Os professores são a espinha dorsal do país, o pilar sobre o qual todas as aspirações são convertidas em realidades.

Gostaria de agradecer ao meu estimado orientador - Dr. Prasanna Kumar D , Professor e Diretor do Departamento de Cirurgia Oral e Maxilofacial, pela sua inestimável supervisão, apoio e orientação ao longo de todo o processo.

É impossível agradecer o suficiente a Noushad Abdullah, Dr. Apoorva G, Dr. Kavana e Dr. Vikas Kumar Sharma pelo seu apoio contínuo.

Finalmente, sem o apoio e o amor infinito da minha mãe, Sameena Nazeer, e do meu pai, Syed Nazeer, sei que não teria conseguido.

-Dr. Beenish Sayed

CAPÍTULO 1

INTRODUÇÃO

Existe uma miríade de abordagens cirúrgicas ao esqueleto craniomaxilofacial.[1] O acesso ao terço superior do esqueleto craniofacial e à face média é necessário na reparação de fracturas faciais primárias, na reconstrução de deformidades esqueléticas craniofaciais congénitas ou adquiridas e na ressecção de tumores da nasofaringe, dos seios paranasais e da base do crânio, bem como na cirurgia estética da face superior. [2]

As abordagens cirúrgicas ao esqueleto facial envolvem várias técnicas e procedimentos para tratar deformidades e condições congénitas, traumáticas ou adquiridas que afectam os ossos faciais. Estas cirurgias são normalmente efectuadas por cirurgiões orais e maxilofaciais ou cirurgiões plásticos com formação especializada em cirurgia craniofacial. O objetivo é restaurar a função, melhorar a estética e melhorar a qualidade de vida global do paciente.

O trauma é uma causa comum que exige a exposição do esqueleto facial[1] . O sucesso máximo da cirurgia esquelética depende do acesso adequado e da exposição do esqueleto. A cirurgia do esqueleto é simplificada e acelerada quando as partes envolvidas estão suficientemente expostas.

O principal fator na cirurgia facial é a colocação da incisão. Uma cicatriz visível pode criar uma deformidade cosmética que pode ser tão perturbadora para o indivíduo como a razão pela qual a cirurgia foi efectuada.[3]

Os aperfeiçoamentos da técnica cirúrgica estão em constante evolução com o objetivo de melhorar a visualização, a colocação e o aspeto das cicatrizes, a proteção das estruturas vitais e a redução das complicações.[2]

O objetivo das abordagens cirúrgicas ao esqueleto facial é multifacetado, englobando a restauração funcional, a melhoria estética e a melhoria da qualidade de vida global. O objetivo das abordagens cirúrgicas ao esqueleto facial é tratar uma série de problemas médicos, funcionais e estéticos associados aos ossos e estruturas da face. Eis os principais objectivos e finalidades das intervenções cirúrgicas no esqueleto facial:

1. Restauração funcional, como a correção da má oclusão e a melhoria das vias respiratórias.
2. Melhoria estética, como a harmonia facial e a correção de assimetrias.
3. Bem-estar psicossocial, ou seja, melhoria da autoestima e maior integração social.
4. Restauração após traumatismo com reparação de fracturas, reconstrução de tecidos moles e reparação de nervos.
5. Correção de anomalias congénitas, tais como deformações craniofaciais e

fendas labiopalatinas.

6. Correção das alterações do envelhecimento, como o rejuvenescimento facial.
7. Correção de deficiências funcionais, como cirurgia nasal e perturbações dos maxilares.
8. Tratamento específico do paciente que inclui cuidados individualizados e colaboração multidisciplinar.
9. Avanços tecnológicos como o planeamento digital, precisão e técnicas minimamente invasivas.

De um modo geral, o objetivo e a finalidade das abordagens cirúrgicas ao esqueleto facial é melhorar a forma e a função, respondendo às necessidades, objectivos e condições médicas únicas, às deficiências funcionais e às preocupações estéticas de cada doente para melhorar o bem-estar geral e a qualidade de vida do doente. O sucesso destas cirurgias envolve frequentemente uma combinação de conhecimentos técnicos, julgamento artístico e uma abordagem centrada no doente

Portanto, como veremos neste livro, todas as incisões feitas na face devem ser colocadas em áreas discretas, às vezes distantes do esqueleto ósseo subjacente no qual a cirurgia está sendo realizada. Por exemplo, a colocação de incisões na cavidade oral permite uma exposição soberba da maior parte do esqueleto facial, com uma cicatriz completamente escondida.[3]

Referências :

1. Villwock JA, Suryadevara AC. Atualização das abordagens ao esqueleto craniomaxilofacial. Curr Opin Otolaryngol Head Neck Surg. 2014 Ago;22(4):326-31. doi: 10.1097/M00.0000000000000072. PMID: 24979368.
2. Martou G, Antonyshyn OM. Avanços nas abordagens cirúrgicas ao esqueleto facial superior. Curr Opin Otolaryngol Head Neck Surg. 2011 Aug;19(4):242-7. doi: 10.1097/MOO.0b013e328347f895. PMID: 21659880.
3. Textbook of surgical approaches to the facial skeleton de Edward Ellis, III edição, pág. 14-15.

CAPÍTULO 2

PRINCÍPIOS BÁSICOS PARA A ABORDAGEM DO ESQUELETO FACIAL

Existem vários factores que influenciam a colocação das incisões.

O primeiro fator na colocação da incisão não é a conveniência cirúrgica, mas a estética facial. As considerações cosméticas são críticas, tendo em conta a ênfase que a maioria das sociedades dá à aparência facial.

O segundo fator que diferencia a colocação de incisões na face das incisões colocadas em qualquer outra parte do corpo é a presença dos músculos e nervos das expressões faciais. Se as incisões forem colocadas neste trajeto, pode resultar numa face "paralisada", o que não só é uma deformidade cosmética grave, como também pode ter grandes ramificações funcionais. Muitas dissecções para expor o esqueleto requerem cuidados e estimulação eléctrica do nervo para identificar e proteger o nervo. O encerramento de algumas incisões também afecta os músculos da expressão facial. Por exemplo, se uma incisão maxilar vestibular for fechada sem a reorientação correcta dos músculos perinasais, a base nasal alargar-se-á.

O terceiro fator na colocação da incisão facial é a presença de muitos nervos sensoriais importantes que saem do crânio em vários locais. Os tecidos moles faciais têm mais estímulos sensoriais por unidade de área do que os tecidos moles de qualquer outra parte do corpo. A perda desta entrada sensorial pode ser um grande incómodo para o indivíduo. Por conseguinte, as incisões e as abordagens utilizadas devem evitar lesões dos nervos sensoriais. Um exemplo é a dissecção do nervo supraorbital a partir do seu forame/entalhe na abordagem coronal.

Outros factores importantes são a idade do doente, a anatomia única existente e as suas expectativas. A idade do doente é importante devido à possível presença de rugas que surgem com a idade. As lacerações pré-existentes podem ser utilizadas ou alargadas para permitir a exposição cirúrgica do esqueleto subjacente. Nalgumas incisões, como a abordagem coronal, é largamente determinada pela linha do cabelo do doente. As expectativas e os desejos do doente devem ser sempre tidos em conta em qualquer decisão sobre a localização de uma incisão. Por exemplo, os doentes que necessitam repetidamente de tratamento de lesões faciais podem não estar preocupados com abordagens cutâneas locais à região naso-órbito-etmoidal, enquanto outros indivíduos podem estar muito preocupados com a localização das incisões. Por conseguinte, a escolha da abordagem cirúrgica depende, pelo menos em parte, do doente.

PRINCÍPIOS DE COLOCAÇÃO DA INCISÃO

1. Evitar estruturas neurovasculares importantes: embora esta seja uma consideração óbvia, evitar riscos anatómicos durante a colocação das incisões é apenas uma consideração secundária na face. As estruturas neurovasculares importantes encontradas durante a dissecção devem ser tratadas dissecando-as à sua volta ou retraindo-as.
2. Utilizar uma incisão tão longa quanto necessário: se os tecidos moles em torno de uma incisão curta forem esticados para obter uma exposição suficiente do esqueleto, o trauma adicional da retração pode criar uma cicatriz menos satisfatória do que uma incisão mais longa. Uma incisão longa cicatriza tão rapidamente como uma incisão curta.
3. Colocar as incisões perpendicularmente à superfície da pele sem pêlos: As incisões efectuadas obliquamente à superfície da pele são susceptíveis de necrose marginal e de sobreposição dos bordos durante o encerramento. As incisões devem ser paralelas à direção do pelo, de modo a que sejam transeccionados menos folículos.
4. Colocar a incisão na linha de tensão mínima: as linhas de tensão mínima, também chamadas linhas de tensão da pele relaxada, são o resultado da adaptação da pele à função e estão também relacionadas com a natureza elástica da derme subjacente. As contracções intermitentes e crónicas dos músculos da expressão facial criam pregas deprimidas na pele do rosto.
5. Procurar outros locais favoráveis para a colocação da incisão: se a incisão não puder ser colocada dentro de linhas de tensão mínima, pode ser tornada discreta através da colocação dentro de um orifício, como a boca, o nariz ou a pálpebra; dentro de áreas com pêlos ou em locais que possam ser cobertos por pêlos; ou na junção de dois pontos anatómicos, como as unidades estéticas da face.

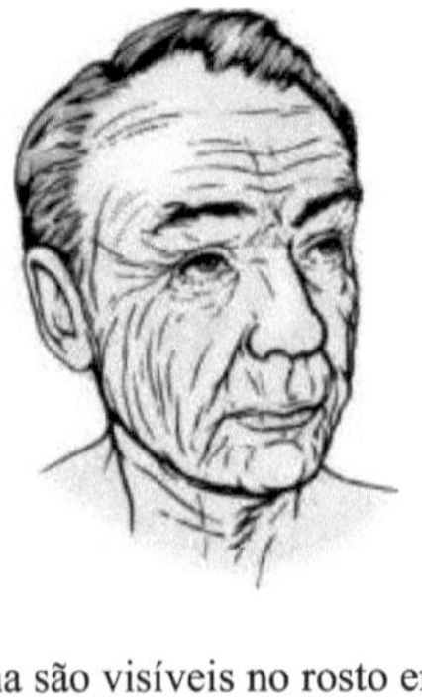

Fig 2.1 : As linhas de tensão mínima são visíveis no rosto envelhecido. Estas linhas são boas escolhas para a colocação de incisões porque as cicatrizes resultantes da incisão serão imperceptíveis.

6. Considerações cosméticas: Dar prioridade a incisões que minimizem as cicatrizes visíveis e preservem a aparência estética em áreas altamente visíveis. Coloque as incisões ao longo das pregas naturais da pele, dentro das características faciais existentes ou em áreas menos visíveis para otimizar os resultados cosméticos.
7. Pontos de referência anatómicos: Basear a colocação da incisão em pontos de referência anatómicos reconhecíveis para garantir a precisão e exatidão. Utilizar proeminências ósseas, bordos musculares e outros pontos de referência para orientar a colocação da incisão na região da cabeça e do pescoço.
8. Considerações sobre o platisma e os músculos: Ter em atenção o músculo platisma e outros músculos faciais para preservar a função e a aparência. Conceber incisões paralelas às fibras musculares, sempre que possível, para minimizar a perturbação e a distorção.
9. Evitar os nervos: Minimizar os danos nos nervos para reduzir o risco de défices sensoriais ou motores. Identificar e proteger os nervos faciais, tais como os ramos do nervo facial, durante a colocação da incisão para evitar complicações pós-operatórias.
10. Tensão e fecho: Distribuir uniformemente a tensão ao longo da linha de incisão para evitar a deiscência da ferida e otimizar a cicatrização. Colocar as incisões perpendicularmente às linhas de tensão da pele e utilizar técnicas de encerramento meticulosas para minimizar a tensão e reduzir o risco de cicatrizes hipertróficas.
11. Unidades funcionais: Dividir o rosto em unidades funcionais e estéticas ao planear as incisões. Escolha locais de incisão que se alinhem com os limites anatómicos naturais e que não perturbem a continuidade das unidades funcionais ou estéticas.
12. Abordagem por subunidades: Reconhecer o conceito de subunidades na cabeça e no pescoço para um planeamento preciso da incisão. Dividir a face em subunidades (por exemplo, testa, nariz, pálpebras) e escolher locais de incisão que respeitem estas subunidades para uma cicatrização e resultados cosméticos óptimos.
13. Fornecimento de sangue e considerações vasculares: Preservar o fornecimento de sangue aos tecidos para facilitar a cicatrização óptima da ferida. Evitar incisões nos principais vasos sanguíneos e ter em atenção a anatomia vascular para minimizar a hemorragia e reduzir o risco de complicações.
14. Estruturas adjacentes: Considerar a presença de estruturas adjacentes, tais como glândulas salivares, vasos principais e gânglios linfáticos. Tenha em atenção as estruturas próximas para evitar danos inadvertidos e otimizar a função pós-operatória.

15. Integração funcional e estética: Integrar considerações funcionais com objectivos estéticos para obter resultados óptimos. Assegurar que as incisões não comprometem as expressões faciais, a fala ou outros aspectos funcionais, ao mesmo tempo que se obtém o resultado cosmético pretendido.
16. Prevenção de complicações: Antecipar potenciais complicações relacionadas com a colocação de incisões na região da cabeça e do pescoço e tomar medidas preventivas. Considerar o risco de hematoma, seroma, infeção ou lesão nervosa associado a locais de incisão específicos e tomar as precauções adequadas.
17. Comunicação com o doente: Comunicar com o doente relativamente à colocação da incisão e à potencial cicatrização. Discutir a localização planeada da incisão com o doente, tendo em conta as suas preferências e preocupações para garantir uma abordagem centrada no doente.

Ao considerar cuidadosamente estes princípios, os cirurgiões podem otimizar os resultados dos procedimentos na região da cabeça e do pescoço, equilibrando considerações funcionais e estéticas, minimizando o risco de complicações e maximizando a satisfação do doente.

CAPÍTULO 3

INCISÕES PERIORBITAIS

Uma série padrão de incisões tem sido amplamente utilizada para abordar os rebordos orbitais inferior, lateral e medial. As incisões corretamente colocadas oferecem um excelente acesso com um mínimo de morbilidade e cicatrizes. As abordagens mais frequentemente utilizadas são as efectuadas na superfície externa da pálpebra inferior, no lado conjuntival da pálpebra inferior, na pele da sobrancelha lateral e na pele da pálpebra superior. As lacerações existentes de 2 cm ou mais também podem ser utilizadas ou alargadas para aceder à órbita.

Existem várias abordagens periorbitais:

-Abordagem transcutânea

-Abordagem transconjuntival

Abordagem supraorbital e lateral da sobrancelha

-Abordagem da pálpebra superior

Abordagem intra-orbital

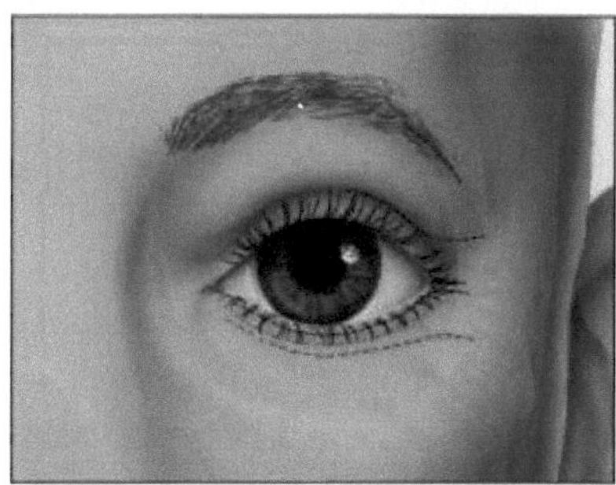

Fig 3.1 Várias abordagens periorbitais

ABORDAGENS TRANSCUTÂNEAS ATRAVÉS DA PÁLPEBRA INFERIOR

As abordagens através do lado externo da pálpebra inferior oferecem uma excelente exposição ao rebordo orbital inferior, ao pavimento da órbita, à órbita lateral e à porção inferior do rebordo e da parede orbital medial. Devido às pregas naturais da pele na pálpebra inferior e à espessura da pele da pálpebra, as cicatrizes tornam-se discretas com o tempo e não formam quelóides.

Anatomia cirúrgica

Pálpebra inferior

No corte sagital, a pálpebra inferior é constituída por, pelo menos, quatro camadas distintas: a pele e o tecido subcutâneo, o músculo orbicularis oculi, o tarso (4 a 5 mm superiores da pálpebra) ou septo orbital e a conjuntiva (fig. 3.2).

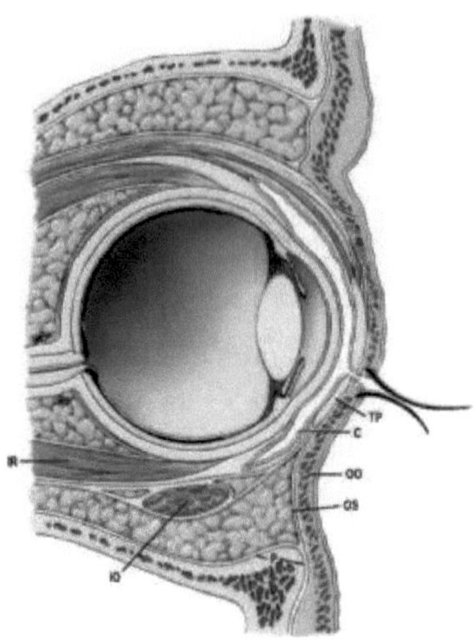

Fig 3.2 Secção sagital através da órbita e do globo. C, conjuntiva palpebral; IO, músculo oblíquo inferior
; IR, músculo reto inferior; OO, músculo orbicularis oculi; OS, septo orbital; P, periósteo/periorbita; TP, placa tarsal

Pele

A pele é a camada mais externa e compreende a epiderme e a derme muito fina. A pele das pálpebras é a mais fina do corpo e tem muitas fibras elásticas que lhe permitem ser esticada durante a dissecção e a retração. Está pouco ligada ao músculo subjacente; por conseguinte, em contraste com a maioria das áreas da face, podem acumular-se quantidades relativamente grandes de líquido subcutaneamente neste tecido conjuntivo frouxo. A pele obtém o seu fornecimento de sangue dos vasos sanguíneos perfurantes subjacentes dos músculos.

Músculos

O músculo orbicularis oculi, o esfíncter das pálpebras, encontra-se subjacente e aderente à pele (fig. 3.3). Este músculo rodeia completamente a fissura palpebral e estende-se sobre o esqueleto da órbita. Pode, portanto, ser dividido em porção orbital e porção palpebral. A porção palpebral pode ainda ser subdividida em porção pré-tarsal e porção pré-septal (fig. 3.4). A porção palpebral do músculo orbicular do olho é muito fina em secção transversal, especialmente na junção das porções pré-tarsal e pré-septal. A porção orbital do músculo orbicular do olho origina-se medialmente dos ossos da borda orbital medial e do tendão cantal medial. As fibras periféricas varrem a pálpebra sobre a margem orbital numa série de voltas concêntricas, as mais centrais formando anéis quase completos. Na pálpebra inferior, a porção orbital se estende abaixo da borda orbital inferior sobre a bochecha e cobre as origens dos músculos elevadores do lábio superior e da asa nasal. A porção orbital do músculo orbicular do olho é responsável pelo fechamento hermético do olho.

A porção pré-septal do músculo orbicular do olho origina-se do tendão cantal medial e do diafragma lacrimal e passa através da pálpebra como uma série de meias-elipses, encontrando-se no tendão cantal lateral. Os músculos pré-tarsais superior e inferior contribuem para o tendão cantal lateral, que se estende cerca de 7 mm antes de inserir o tubérculo orbital lateral. Medialmente, eles se unem para formar o tendão cantal medial, que se insere na margem orbital medial, na crista lacrimal anterior e nos ossos nasais. A porção palpebral do músculo orbicular do olho tem a função de fechar o olho sem esforço, como no piscar. Também tem a função de manter o contacto entre a pálpebra inferior e o globo ocular.

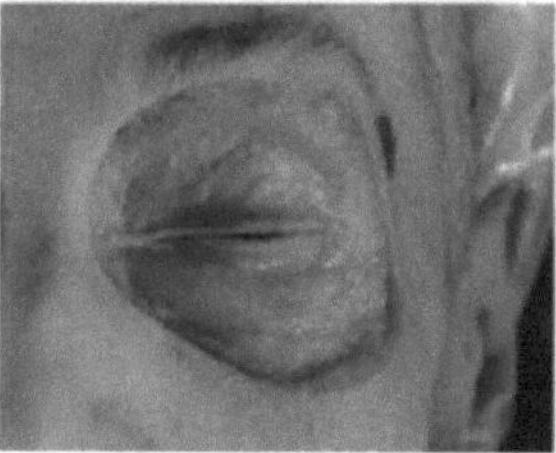

Fig 3.3 Dissecção anatómica das fibras do músculo orbicularis oculi.

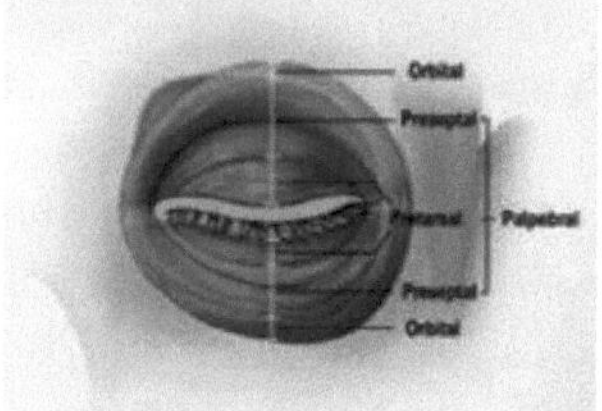

Fig 3.4 Porções orbital e palpebral do músculo orbicularis oculi.

O músculo orbicularis oculi é inervado lateralmente pelos ramos do nervo facial que entram no músculo na sua superfície mais profunda. A irrigação sanguínea do músculo orbicular do olho provém das tributárias da artéria facial externa que se originam dos ramos profundos da artéria oftálmica. Esses ramos arteriais formam uma arcada marginal, atravessando entre a placa tarsal e o músculo e dando origem a ramos que perfuram a substância do músculo, o septo orbital e a placa tarsal.

Septo orbital / Tarso

O septo orbital é um diafragma fascial entre o conteúdo da órbita e a face superficial. É geralmente mais denso lateralmente do que medialmente. O septo orbital é uma extensão fascial do periósteo dos ossos da face e da órbita. Origina-se ao longo do rebordo orbital na maior parte da sua extensão. Lateralmente e inferolateralmente, no entanto, surge do periósteo 1 a 2 mm para além do bordo da órbita. Por conseguinte, é necessário dissecar alguns milímetros lateral e/ou inferiormente ao rebordo orbitário antes de incisar o periósteo para evitar a incisão através do septo orbitário. O septo orbital da pálpebra inferior insere-se na margem inferior do tarso inferior. O bordo do tarso adjacente ao bordo livre da pálpebra é paralelo à fissura palpebral, ao passo que o bordo mais profundo (inferior) é curvo, de modo que o tarso tem uma forma algo semilunar. O tarso inferior, com cerca de 4 a 5 mm, tem metade da altura do tarso superior. As pestanas são suportadas pelas suas raízes.

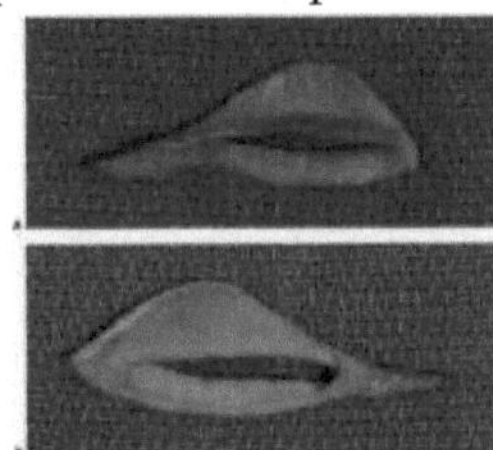

Fig 3.5: Superfície anterior das placas tarsais e dos tendões cantálicos (olho esquerdo). Notar a diferença de
tamanho entre as placas tarsais superior e inferior. **B: Superfície** posterior das placas tarsais e dos
tendões cantálicos (olho esquerdo). Notar
as glândulas de Meibomian dispostas verticalmente, visíveis através da
conjuntiva fina.

No interior das placas tarsais encontram-se grandes glândulas sebáceas denominadas glândulas tarsais ou glândulas de Meibom, cujos ductos podem ser vistos ao longo da margem da pálpebra. Esta junção indica um plano ao longo do qual a pálpebra pode ser dividida em porções anterior e posterior com cicatrização mínima.

Conjuntiva palpebral

A conjuntiva que reveste a superfície interna das pálpebras é chamada conjuntiva palpebral. Adere firmemente à placa tarsal e, à medida que se estende

inferiormente em direção ao fórnix conjuntival inferior, torna-se
Mais frouxamente ligada. No fórnix conjuntival inferior, a conjuntiva varre o globo ocular para se tornar a conjuntiva bulbar.

Tendão cantal lateral

O tendão cantal lateral, ligamento ou rafe, como é frequentemente designado, é uma extensão fibrosa das placas tarsais lateralmente em direção ao rebordo orbital. O tendão cantal lateral tem um componente superficial e um profundo. A base do complexo ligamentar é em forma de "Y" e está ligada ao ângulo externo dos dois tarsos. As duas divisões divergem dos tarsos e o componente superficial estende-se lateralmente logo abaixo do músculo orbicularis oculi, ou se mistura com ele. O espaço entre os dois feixes do tendão cantal lateral é preenchido por tecido conjuntivo frouxo.

Tendão cantal medial

O tendão cantal medial está ligado à órbita óssea medial pelos componentes superficial e profundo que se ligam às cristas lacrimais anterior e posterior. O tendão cantal medial origina-se na borda nasal dos tarsos superior e inferior, onde os músculos pré-septais se dividem em cabeças superficial e profunda (4). Os pontos lacrimais estão localizados aqui. Portanto, os canalículos lacrimais das margens das pálpebras superior e inferior estendem-se da borda medial dos tarsos em direção e atrás do canto medial. Continuando medialmente, o tendão se expande para se inserir na crista lacrimal anterior e além do processo frontal da maxila. A crista lacrimal anterior, que se encontra 2 a 3 mm medialmente ao ápice cantal, protege o saco lacrimal. Por conseguinte, uma incisão mais medial do que 3 mm a partir do canto do olho não atinge os canalículos nem o saco.

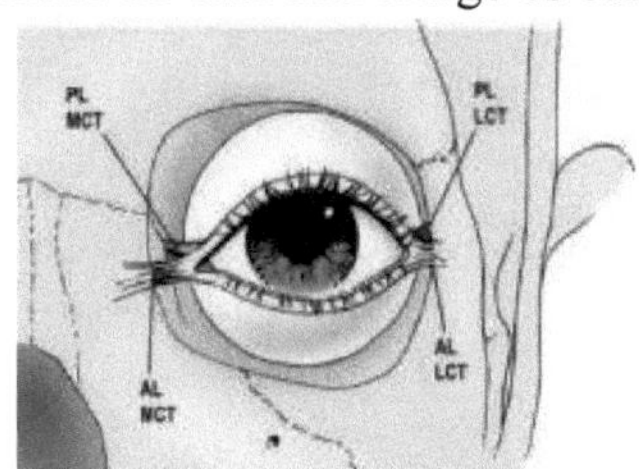

Fig 3.6: Complexos dos tendões cantal medial e lateral. Note-se que o membro anterior do tendão cantal medial (AL MCT) e o membro posterior do tendão cantal lateral (PL LCT) são mais espessos. A porção anterior espessa do tendão cantal medial liga-se à
crista
lacrimal anterior
da maxila e
ao
processo frontal da maxila. O
TCM PL, mais fino, fixa-se ao longo da crista
lacrimal posterior do osso lacrimal. O LCT

PL espesso se fixa ao tubérculo orbital (Whitnall) do zigoma, 3 a 4 mm posterior à borda orbital lateral. As fibras anteriores mais finas seguem lateralmente para se misturarem com as fibras do músculo orbicularis oculi e com o periósteo da borda orbital lateral.

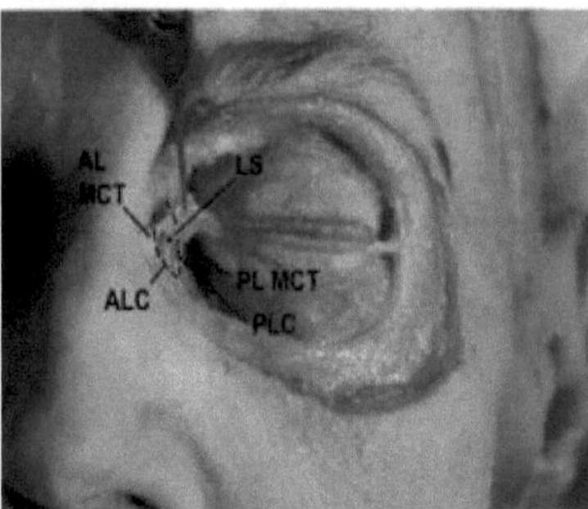

Fig 3.7 : Espécime anatómico mostrando os componentes anterior e posterior do complexo do tendão cantal medial. AL MCT, membro anterior do tendão cantal medial; ALC, crista lacrimal anterior ; LS, saco lacrimal; PL MCT, membro posterior do tendão cantal medial; PLC, crista lacrimal posterior.

Sulco infra-orbital

O feixe neurovascular infra-orbital entra na órbita posterior através da fissura orbital inferior e corre quase em linha reta anteriormente no sulco infra-orbital do pavimento orbital. Os nervos alveolares superiores separam-se do nervo infraorbitário a uma profundidade de 5 a 25 mm.

Técnicas:

2 abordagens - Incisão subciliar / infraciliar / blefaroplastia -Subtarsal / pálpebra média / prega cutânea

Modificação da abordagem subciliar.

Técnica de abordagem subciliar:

A incisão é feita logo abaixo das pestanas. Estão disponíveis três vias cirúrgicas para aceder ao rebordo orbital - a dissecção do "retalho cutâneo", a dissecção do retalho "pele-músculo" e a dissecção em "degrau".

Vantagens: Acesso direto, versatilidade, cicatrização mínima, preservação anatómica do músculo orbicularis oculi, dos retractores da pálpebra inferior e do canal lacrimal.

Utilizações: Blefaroplastia, correção da má posição da pálpebra, correção de fracturas orbitais e remoção de tumores na pálpebra inferior e na órbita.

Complicações: mau posicionamento da pálpebra inferior, distorção das pestanas, cicatrizes, hematoma, infeção, lesões nervosas, irregularidades cosméticas como assimetria, deformações do contorno ou pigmentação e síndrome do olho seco devido a lesões da glândula lacrimal.

ETAPA 1: Proteção do Globo

A proteção da córnea durante os procedimentos cirúrgicos em torno da órbita pode reduzir as lesões oculares. Uma tarsorrafia temporária ou uma concha escleral podem ser úteis se a cirurgia for efectuada no lado da pele das pálpebras para abordar o rebordo orbital e/ou o pavimento orbital.

Colocação da sutura de tarsorrafia

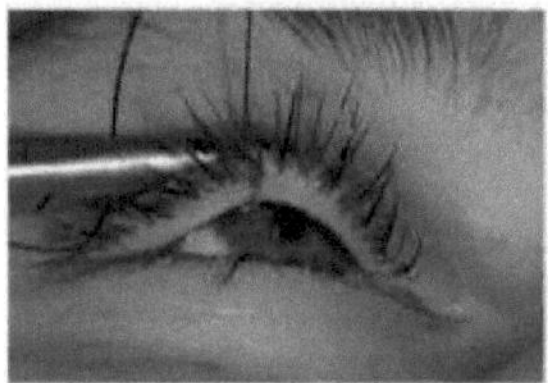
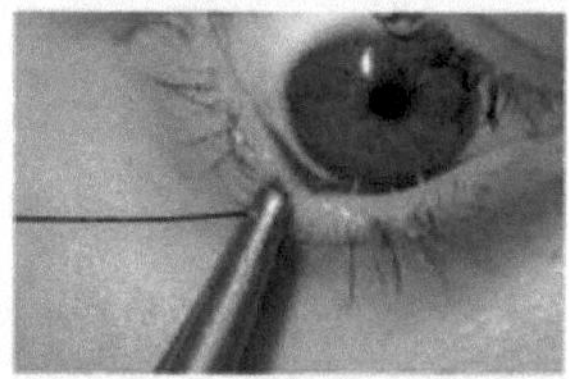

A seda 4-0 é passada através da pele da pálpebra superior e é dirigida através da linha cinzenta da margem da pálpebra superior.

A sutura é passada para dentro e para fora da linha cinzenta numa única passagem sem sair da pele

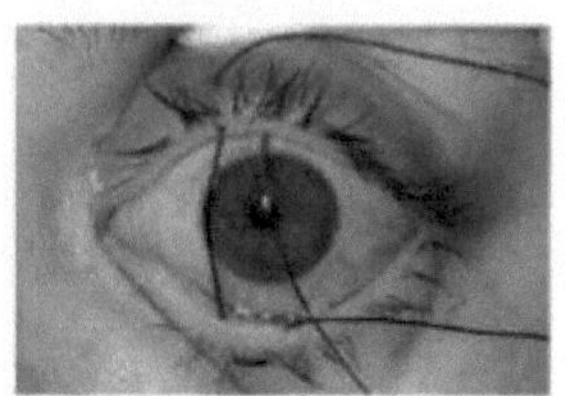
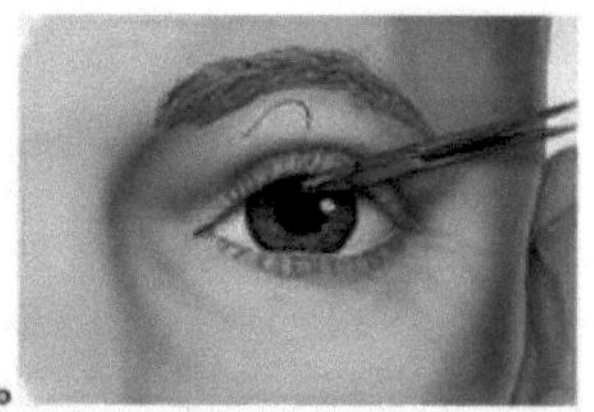

Um método alternativo que utiliza uma sutura horizontal em colchão na qual a agulha é passada da porção superior da pálpebra inferior para fora da pele e novamente para trás. A passagem final da sutura é feita através da linha cinzenta da pálpebra superior, saindo da pele.

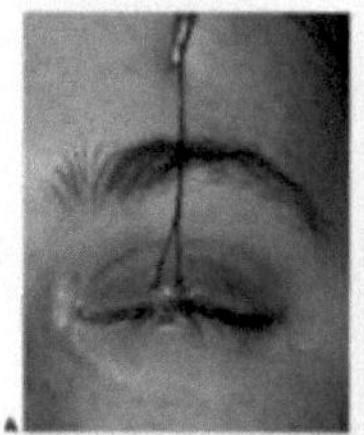
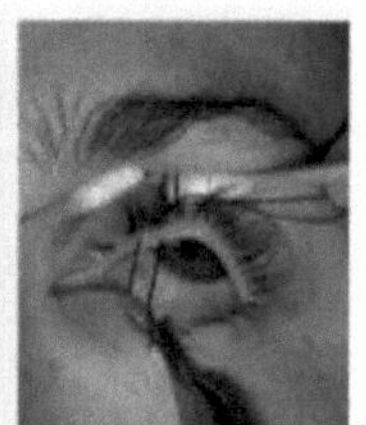
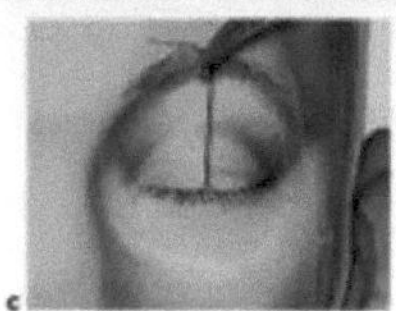

A sutura da tarsorrafia deve ser atada firmemente, mas deve ser deixado algum espaço entre o nó e a pele da pálpebra superior, porque pode ser necessário abrir ligeiramente a fissura palpebral durante a cirurgia para examinar o olho e/ou efetuar testes de ducção forçada **(B)**. **C:** Pode ser utilizada uma pinça hemostática para agarrar a sutura de tarsorrafia para aplicar tração à pálpebra inferior durante a incisão e a dissecção.

PASSO 2: Identificação e marcação da linha de incisão

A incisão para uma abordagem subciliar é feita aproximadamente 2 mm abaixo das pestanas, ao longo de todo o comprimento da pálpebra. A incisão pode ser alargada lateralmente cerca de 2 cm para além do canto lateral sem danificar o ramo temporal anterior do nervo facial.

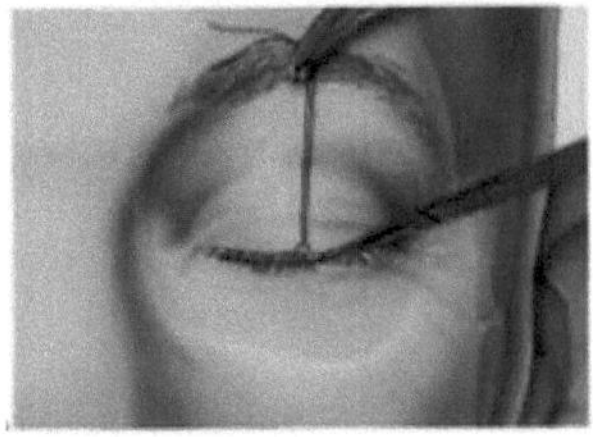

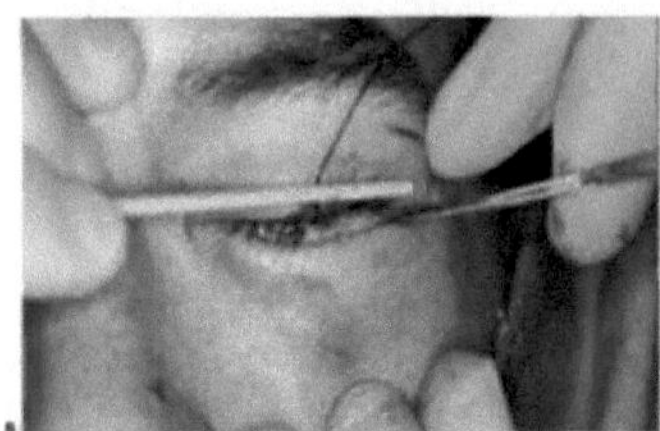

Incisão subciliar a ser efectuada. **R:** A incisão situa-se aproximadamente 2 mm abaixo das pestanas e pode ser prolongada lateralmente, se necessário (linha tracejada superior). É efectuada apenas através da pele. **B:** Pode ser utilizado um elevador Freer ou um aplicador com ponta de algodão para levantar as pestanas inferiores, de modo a evitar que sejam feridas durante a incisão.

PASSO 3: Vasoconstrição

A linha de incisão é pintada antes da infiltração de um vasoconstritor. Se a pálpebra estiver inchada e as pregas estiverem apagadas, considerar uma injeção de hialuronidase (150 U) misturada em 30 ml de anestesia local com um vasoconstritor.

PASSO 4: Incisão da pele

A profundidade da incisão inicial é efectuada apenas através da pele. O músculo subjacente deve ser visível quando a pele é completamente incisada.

PASSO 5: Dissecção subcutânea

A dissecção subcutânea em direção ao rebordo orbital inferior prossegue durante alguns milímetros, utilizando uma dissecção afiada com um bisturi ou uma tesoura. O tecido deve ser puxado para cima em vez de para trás para evitar deiscências.

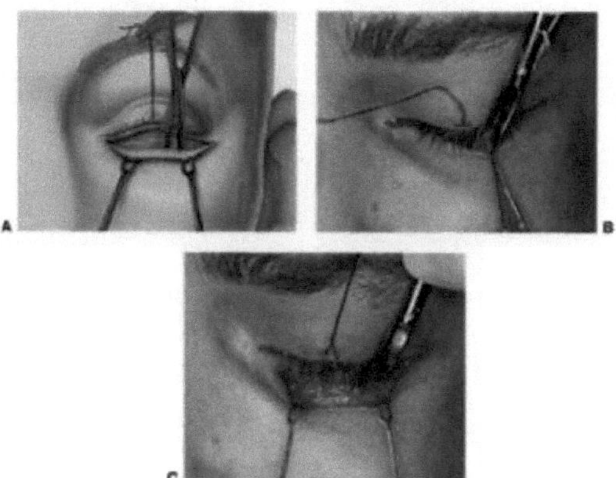

FIGURA 3.8 A: Dissecção subcutânea da pele, deixando a porção pré-tarsal do músculo orbicularis ligada ao tarso. **B** e **C:** A dissecção 4 a 6 mm inferiormente neste plano é adequada.

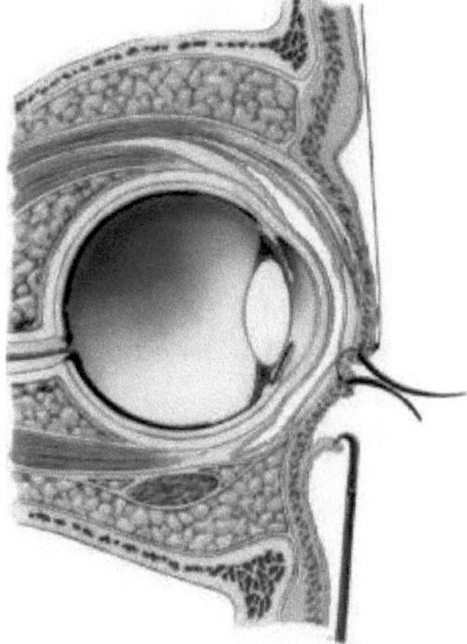

FIGURA 3.9 Plano sagital através da órbita e do globo terrestre demonstrando a dissecção subcutânea da margem da pálpebra.

PASSO 6. Dissecção do suborbicular

Utilizam-se tesouras com pontas ligeiramente embotadas para dissecar o músculo orbicularis oculi até ao periósteo que cobre o rebordo orbital lateral. Inicialmente, o músculo é dissecado sobre o rebordo ósseo porque esta área é sempre anterior ao septo orbital. A dissecção supraperiosteal limitada neste plano submuscular, sobre o bordo anterior do rebordo infra-orbital, produz uma bolsa perfeita para dissecar de forma limpa a superfície do septo orbital. A tesoura é utilizada para espalhar para cima nesta bolsa para a pálpebra inferior, com a ponta superior da tesoura diretamente sob a incisão em "degrau" e a ponta inferior sobre o rebordo orbital. Neste plano entre o músculo orbicularis oculi e o septo orbital, a convexidade da tesoura curva está virada para fora.

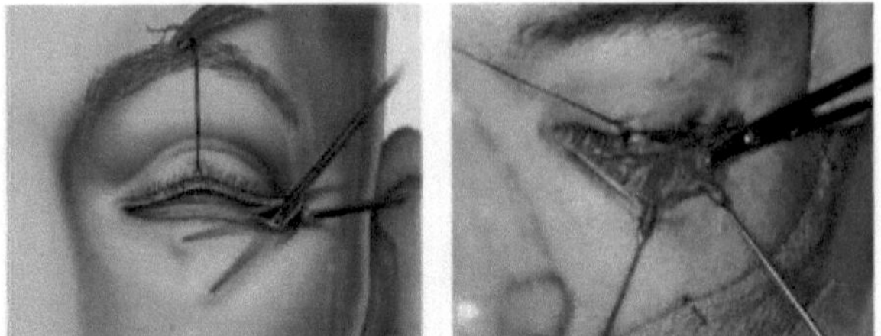

FIGURA 3.10 A e **B:** Dissecção entre o músculo orbicularis oculi e o septo orbital. A dissecção deve estender-se completamente ao longo do rebordo orbital e superiormente ao nível da dissecção subcutânea.

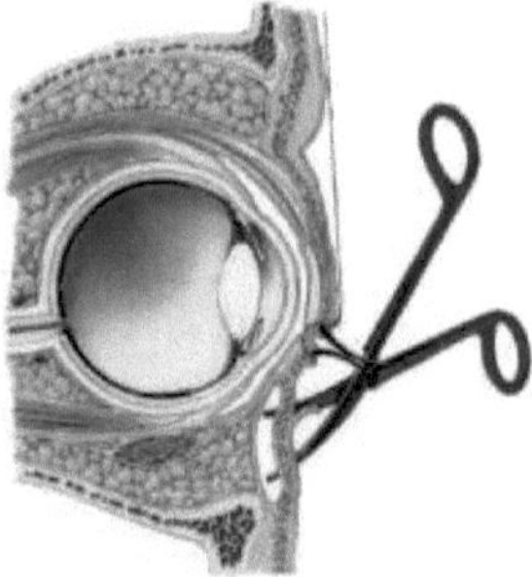

FIGURA 3.11 Plano sagital através da órbita mostrando o nível e a extensão da dissecção.

PASSO 7: Incisão entre as porções pré-tarsal e pré-septal do músculo orbicularis oculi

Uma fixação do músculo orbicularis oculi permanecerá, estendendo-se da placa tarsal até ao retalho cutâneo-muscular, que acabou de ser elevado do septo orbital. Este músculo é agora incisado com uma tesoura colocada inferiormente ao nível da incisão cutânea inicial.

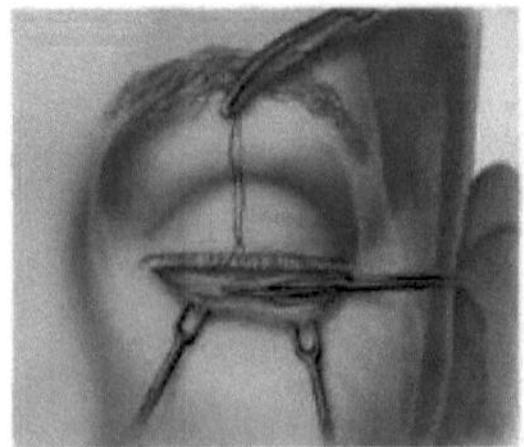
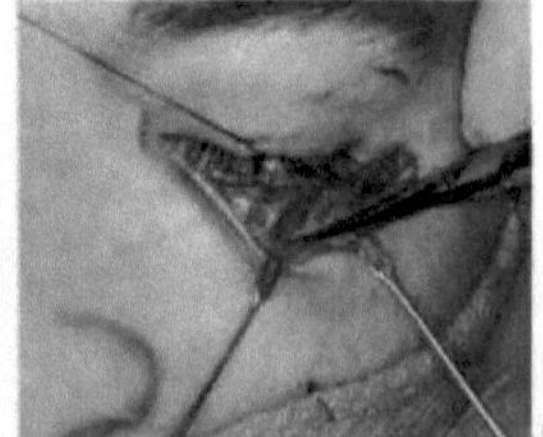

FIGURA 3.12 A e **B:** Incisão através da ponte do músculo orbicularis oculi.

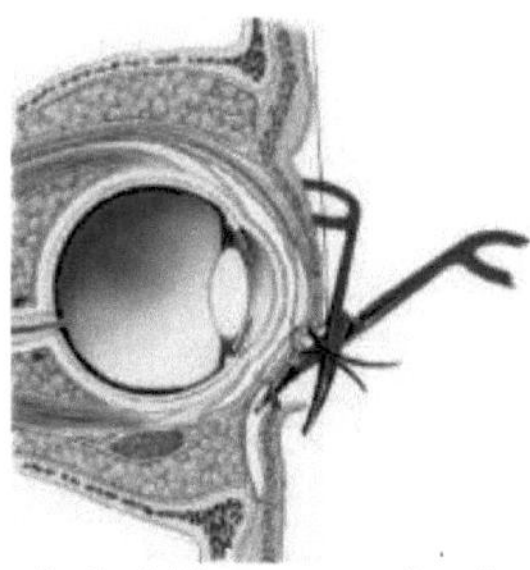

FIGURA 3.13 Plano sagital através da órbita mostrando a incisão da ponte do músculo orbicularis oculi.

PASSO 8. Incisão Periosteal

Uma vez elevado o retalho cutâneo-muscular de tecido da pálpebra inferior, este pode ser retraído inferiormente, estendendo-se abaixo do rebordo orbital inferior. Pode ser efectuada uma incisão com um bisturi através do periósteo na superfície anterior da maxila e do zigoma, 3 a 4 mm abaixo ou lateralmente ao rebordo orbital. A incisão através do periósteo a este nível evita a inserção do septo orbital ao longo da margem orbital. O nervo infraorbitário encontra-se cerca de 5 a 7 mm abaixo do rebordo orbital e deve ser evitado aquando da incisão periosteal.

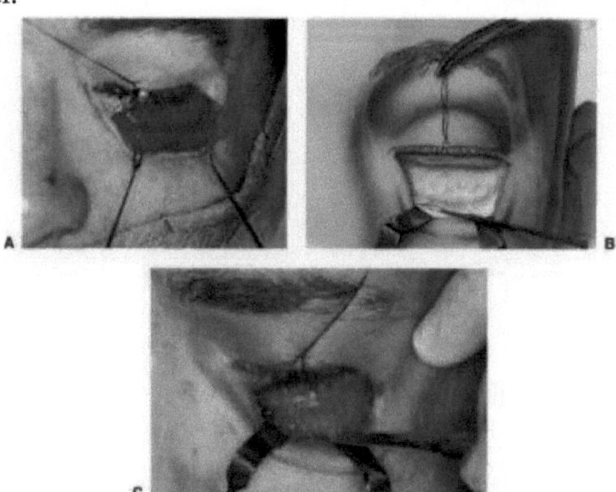

FIGURA 3.14A: Fotografia mostrando a retração do retalho em preparação para a incisão periosteal. Note-se que o septo orbital está intacto. **B:** Incisão através do periósteo ao longo da maxila anterior, 3 a 4 mm inferior ao rebordo infra-orbital. Note que o músculo pré-tarsal ainda permanece no tarso inferior e no septo orbital, o que restringe a gordura orbital de entrar no campo **(C)**.

PASSO 9. Dissecção Subperiosteal da Maxila Anterior e/ou Órbita

A extremidade afiada de um elevador periosteal é puxada ao longo de todo o comprimento da incisão periosteal para separar os bordos incisados. Os elevadores periosteais são então utilizados para remover o periósteo do esqueleto ósseo subjacente, tanto ao longo da superfície anterior da maxila e do zigoma como no interior da órbita. A borda orbital inferior é superior ao assoalho orbital logo atrás dela. Após a elevação do periósteo do rebordo infraorbitário, o elevador é posicionado verticalmente, desnudando inferiormente à medida que avança posteriormente durante os primeiros centímetros. O músculo nasce do assoalho da órbita medial. Durante a dissecção, a fissura orbital inferior é facilmente encontrada. O periósteo da órbita desce para dentro da fissura. Quando indicado para exposição, o conteúdo da fissura orbital inferior pode ser incisado com segurança após cautério bipolar. A retração superior do conteúdo orbital expõe o pavimento e as paredes orbitais, bem como a maxila anterior.

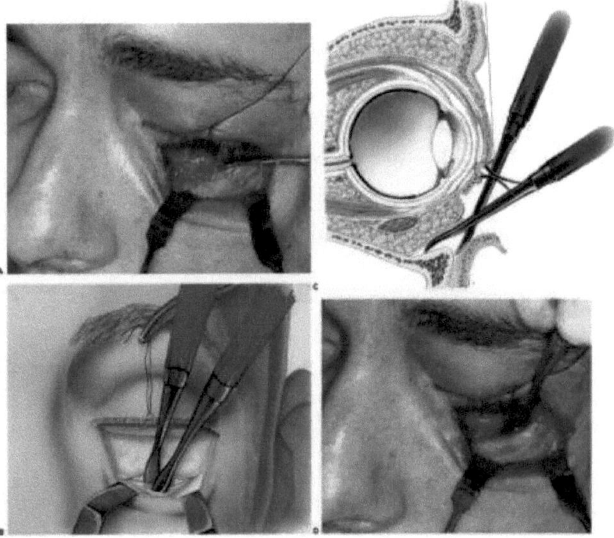

FIGURA 3.15 A: Fotografia mostrando a elevação do periósteo sobre o topo do rebordo infra-orbital. Ilustrações frontal **(B)** e sagital **(C)** mostrando a dissecção subperiosteal da maxila anterior e do assoalho orbital. Note-se que o elevador periosteal que entra na órbita é colocado quase verticalmente **(D)** à medida que a dissecção prossegue atrás do rebordo. Na região anterior, o assoalho da órbita está em um nível mais baixo do que a crista do rebordo, necessitando de dissecção inferiormente logo atrás da crista do rebordo.

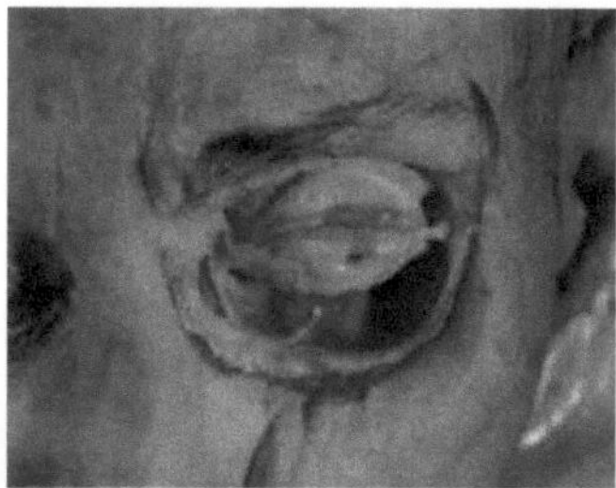

FIGURA 3.16 Dissecção anatómica mostrando a posição do músculo oblíquo inferior

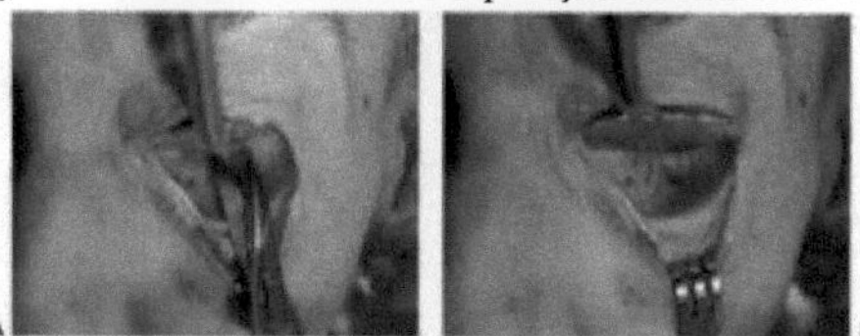

FIGURA 3.17 A: Dissecção anatómica mostrando a incisão através do conteúdo da fissura orbital inferior para facilitar a dissecção orbital. **B:** Dissecção anatómica mostrando uma maior exposição da órbita após a incisão do conteúdo da fissura orbital inferior.

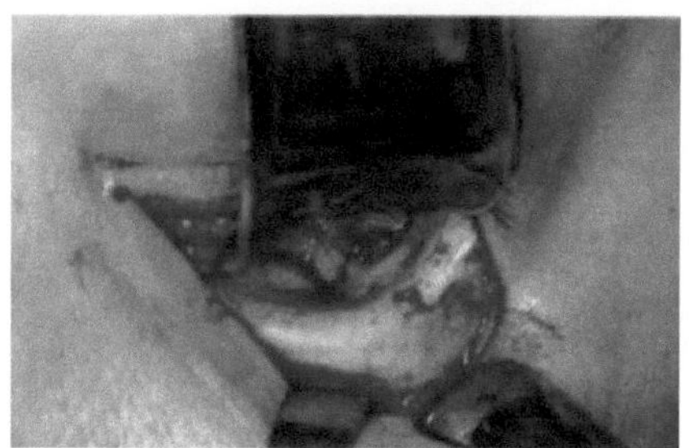

FIGURA 3.18 Fotografia mostrando a órbita interna após a dissecção.

PASSO 10. Fecho

O encerramento é normalmente efectuado em duas camadas: o periósteo e a pele. As suturas reabsorvíveis do periósteo asseguram que os tecidos moles retirados da superfície anterior da maxila e do zigoma são reposicionados anatomicamente. Uma sutura 6-0 não reabsorvível ou de rápida reabsorção é então passada ao longo da margem da pele.

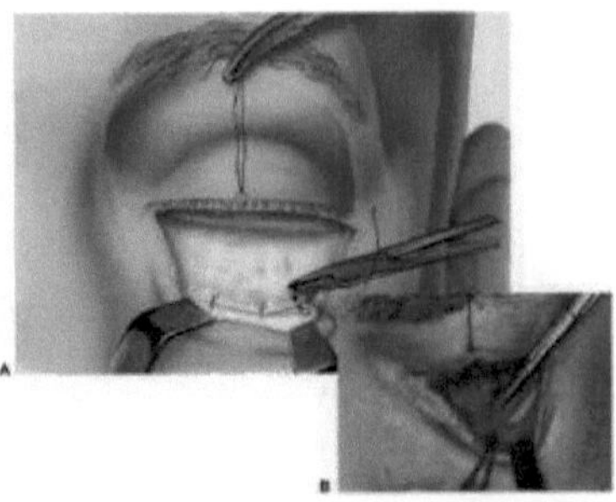

FIGURA 3.19 A e **B:** Fecho do periósteo com suturas reabsorvíveis interrompidas.

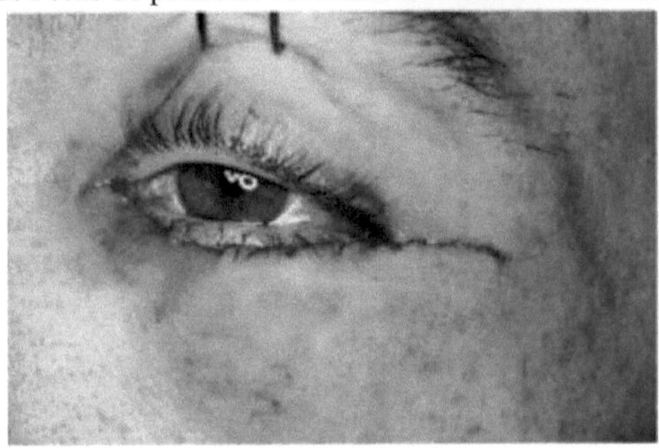

FIGURA 3.20 Fotografia mostrando o encerramento com sutura não reabsorvível 6-0.

PASSO 11. Sutura Suspensória para a Pálpebra Inferior

Qualquer incisão ou laceração utilizada para aceder ao bordo infra-orbital e ao pavimento orbital pode encurtar verticalmente a pálpebra inferior durante a cicatrização. O método mais simples consiste em passar uma sutura através da linha cinzenta da pálpebra inferior, que é colada à testa. Isto levanta e suporta a pálpebra inferior numa posição alongada enquanto o edema da pálpebra se dissipa.

Para eliminar o deslizamento da sutura durante o movimento funcional pós-operatório da testa, uma primeira camada de fita é aplicada à pele. A sutura é posicionada sobre a primeira camada e uma segunda fita é aplicada sobre ela. A sutura é dobrada sobre esta segunda fita e uma terceira tira de fita é aplicada sobre a sutura e as outras duas tiras.

A visão pode ser verificada abrindo a pálpebra superior. Toda a superfície anterior do globo pode ser examinada retirando simplesmente a fita adesiva da testa e abrindo ambas as pálpebras.

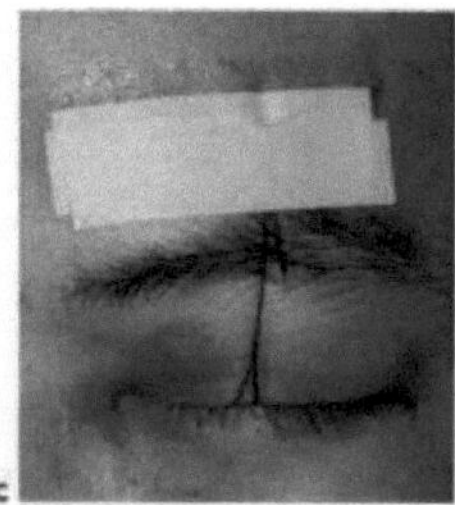

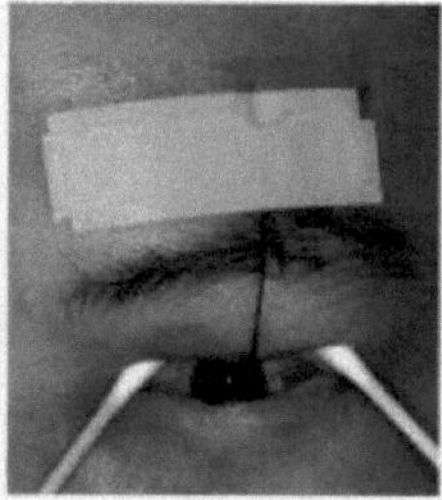

FIGURA 3.21 Sutura suspensória da pálpebra inferior colocada na conclusão da cirurgia. A sutura é colocada através da *linha cinzenta* da pálpebra inferior, no tarso, e depois sai da *linha cinzenta* a aproximadamente 5 mm do ponto onde entrou **(A)**. É importante envolver alguma da placa tarsal para evitar que a sutura seja puxada para fora. A sutura é fixada à testa da forma indicada para proporcionar uma suspensão firme **(B** e **C)**. A sutura de suspensão não envolve a pálpebra superior, deixando-a livre para permitir o exame do olho **(D)**.

Identificação e marcação da linha de incisão

A incisão cutânea é efectuada aproximadamente ao nível da margem inferior do tarso inferior, na prega subtarsal. A incisão é feita numa prega natural da pele no meio da pálpebra inferior. Embora a cicatriz final neste local possa ser ligeiramente mais percetível do que a incisão subciliar, os estudos clínicos revelam uma menor incidência de mostra escleral e ectrópio com esta abordagem (5,6). As pregas cutâneas à volta da órbita devem ser avaliadas cuidadosamente. Se o tecido estiver inchado, a pele da órbita oposta pode ser utilizada para avaliar e apreciar a direção das pregas. Normalmente, a prega termina inferiormente à medida que se estende lateralmente. A linha de incisão é marcada antes da infiltração de um vasoconstritor.

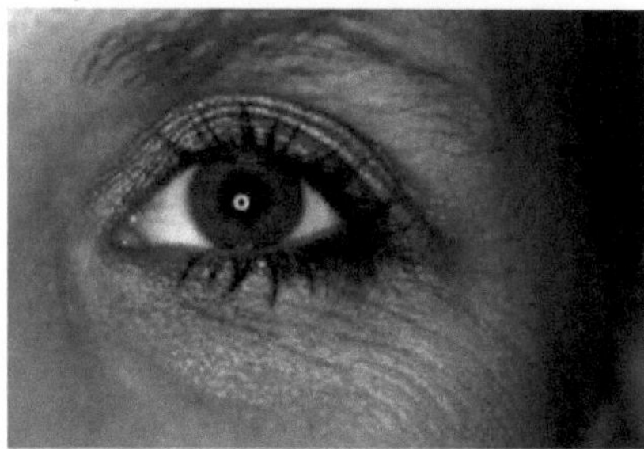

FIGURA 3.22 Fotografia que mostra as linhas de tensão da pele em repouso à volta das pálpebras. Qualquer uma destas linhas de tensão pode ser escolhida para a colocação da incisão, ou pode ser efectuada uma incisão paralela às mesmas.

Incisão da pele

A incisão inicial é efectuada através da pele e do músculo, até à profundidade do septo orbital. A incisão estende-se lateralmente logo após o osso do rebordo orbital lateral. O retalho cutâneo-muscular é então elevado do septo orbital à medida que a dissecção prossegue inferiormente.

Dissecção do suborbicular

Utilizam-se tesouras com pontas ligeiramente embotadas para dissecar entre o músculo orbicularis oculi e o septo orbital (Fig. 3.23G e H). Utiliza-se um gancho de pele duplo para retrair o retalho incisado do músculo cutâneo da pálpebra inferior, e a dissecção prossegue neste plano submuscular inferiormente ao longo do bordo lateral, sobre o bordo anterior do bordo infra-orbital. A incisão através do periósteo (Fig. 3.23J e K), a dissecção da órbita (Fig. 3.23L) e o encerramento (Fig. 3.23M-Q) são os mesmos que os descritos para a abordagem subciliar.

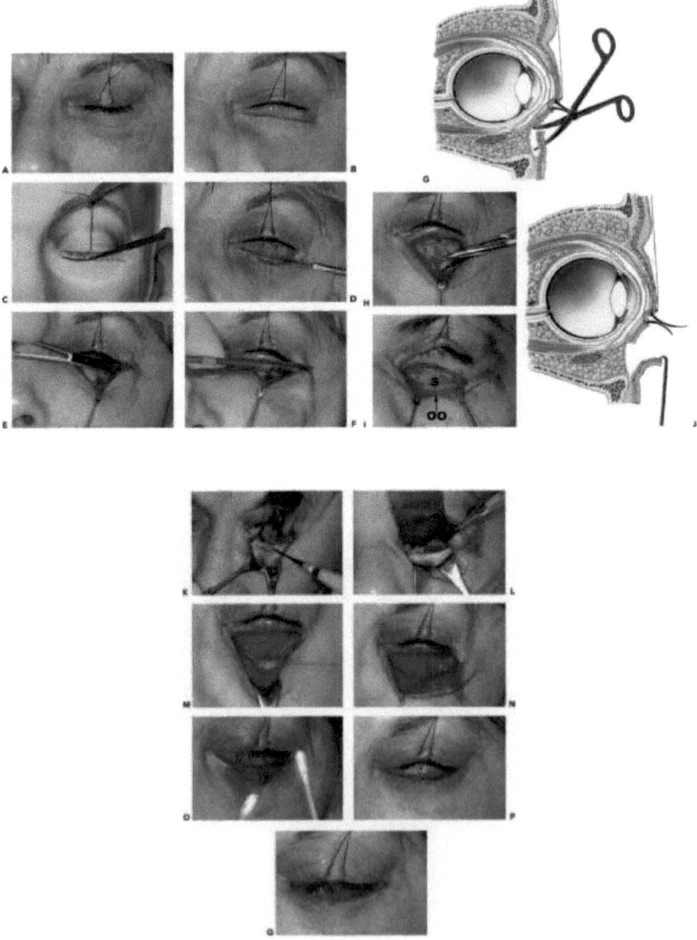

FIGURA 3.23 Abordagem subtarsal à órbita. **A:** Fotografia antes da incisão demonstrando as pregas naturais das pálpebras deste doente. **B:** Incisão marcada. **C:** Ilustração e **(D)** fotografia mostrando a incisão a ser efectuada. **E:** Tesoura dissecando o músculo orbicularis oculi

lateralmente ao longo da borda orbital, apenas superficialmente ao septo orbital. **F: Tesoura** incisando o músculo orbicular do olho. **G:** Ilustração mostrando o nível de dissecção. **H: Tesoura** a dissecar inferiormente em direção ao bordo infraorbitário. **I:** Aspeto após o retalho cutâneo-muscular ter sido elevado até ao bordo infraorbitário (*S*, septo orbitário; *OO*, músculo orbicularis oculi). **J:** Ilustração mostrando a elevação do retalho cutâneo-muscular e a incisão através do periósteo ao longo da maxila anterior

, logo abaixo da borda orbital. **K:** Incisão através do periósteo sendo feita com eletrocautério. **L:** Dissecção na órbita. **M:** Sutura reabsorvível a ser passada através do periósteo em ambos os lados da incisão. **N:** Aspeto após o encerramento do periósteo.

O: Sutura reabsorvível (nó enterrado) passada através do músculo orbicularis oculi em cada lado da

incisão. **P:** Aspeto após a colocação das suturas do músculo orbicularis oculi. **Q:** Fecho final com sutura de

categute de absorção rápida 6-0.

Técnica alternativa: Abordagem alargada da pálpebra inferior

A abordagem da pálpebra inferior alargada permite o acesso a todo o bordo orbital lateral até um ponto aproximadamente 10 a 12 mm superior à sutura frontozigomática (7). Esta abordagem é útil quando é necessário aceder a toda a órbita lateral, rebordo orbital lateral, pavimento orbital e rebordo orbital inferior. A incisão para a abordagem subciliar alargada deve ser estendida lateralmente em cerca de 1 a 1,5 cm numa prega natural. Fig 2.13.

A dissecção supraperiosteal de todo o rebordo orbital lateral é efectuada com dissecção em tesoura até um ponto acima da sutura frontozigomática (ver Fig. 3.24). A musculatura orbicular do olho e a porção superficial do tendão cantal lateral são retraídas superiormente. O periósteo é então incisado no meio do rebordo orbital lateral a partir da extensão superior para baixo, ligando-se à incisão padrão do rebordo infra-orbital (ver Fig. 3.25). É efectuada a dissecção subperiosteal.

A sutura frontozigomática está facilmente exposta.

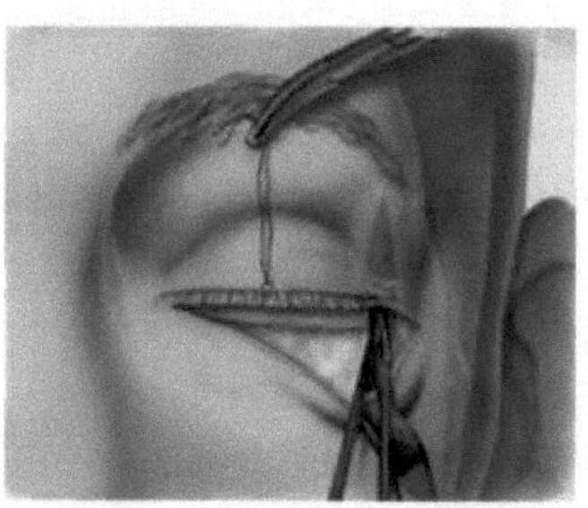 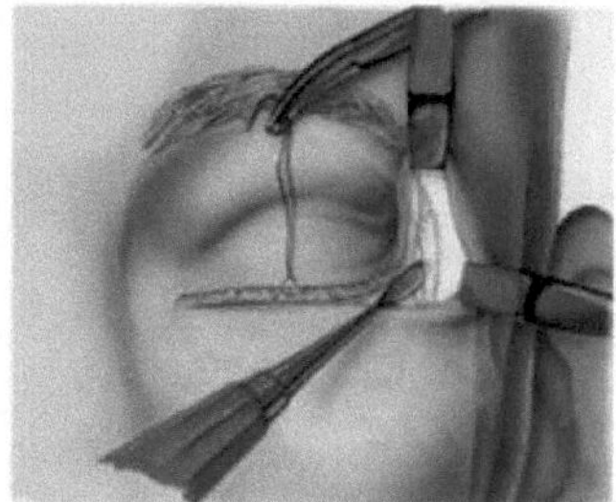

FIGURA 3.24 Técnica utilizada para obter uma maior exposição do rebordo orbital lateral. A incisão inicial é alargada lateralmente 1 a 1,5 cm, e a dissecção supraperiosteal ao longo do rebordo orbital lateral prossegue superiormente até se aproximar da área de interesse.

FIGURA 3.25 Dissecção ao nível da sutura frontozigomática. Os tecidos superficiais ao periósteo são retraídos superiormente com um pequeno retractor e é feita uma incisão através do periósteo 3 a 4 mm lateral ao rebordo orbital lateral. A dissecção subperiosteal expõe todo o rebordo orbital lateral. A dissecção na órbita lateral liberta os tecidos e permite a retração superior.

A cantopexia lateral isolada não é necessária se for efectuado um reposicionamento cuidadoso e a sutura do periósteo ao longo do rebordo orbital lateral.

Esta manobra coloca a porção superficial do tendão cantal lateral na posição correcta, dando à fissura palpebral lateral um aspeto satisfatório.

REFERÊNCIAS

1. Zide BM, Jelks GW. *Anatomia cirúrgica da órbita*. New York: Raven Press;1985.

2. Anderson RC. O tendão cantal medial ramifica-se. *Arch Ophthalmol.*1977;95:2051.

3. Zide BM, McCarthy JG. O canto medial revisitado. Uma base anatómica para a cantopexia. *Ann Plast Surg*. 1983;11:1.

4. Rodriguez RL, Zide BM. Reconstrução do canto medial. *Clin Plast Surg*. 1988;15:255.

5. Holtmann B, Wray RC, Little AG. Uma comparação aleatória de quatro incisões para fracturas orbitais. *Plast Reconstr Surg*. 1981;67:731.

6. Bahr W, Bagambisa FB, Schlegel G, et al. Comparação de incisões transcutâneas utilizadas para a exposição do rebordo infra-orbital e do pavimento orbital: um estudo retrospetivo. *Plast Reconstr Surg*. 1992;90:585.

7. Manson PN, Ruas E, Iliff N, et al. Incisão palpebral única para exposição do osso zigomático e reconstrução orbital. *Plast Reconstr Surg*. 1987;79:120.

ABORDAGENS TRANSCONJUNTIVAIS

As abordagens transconjuntivais expõem o pavimento da órbita e o rebordo infraorbitário. Se for estendida medialmente, expõe a parede medial da órbita.

As vantagens significativas desta abordagem são que a cicatriz fica escondida na conjuntiva, é rápida porque não é necessária a dissecção da pele nem do músculo e a extensão medial da incisão pode ser expandida superiormente atrás do sistema de drenagem lacrimal até à aponeurose do elevador e pode ser chamada transcaruncular devido à relação da incisão com a carúncula.

Abordagem transconjuntival da borda infra-orbital e do assoalho da órbita:

A incisão transconjuntival tradicional, também designada por incisão do fórnix inferior. Duas abordagens - retroseptal e pré-septal.

Estas abordagens variam na relação do septo orbital com o trajeto da dissecção.

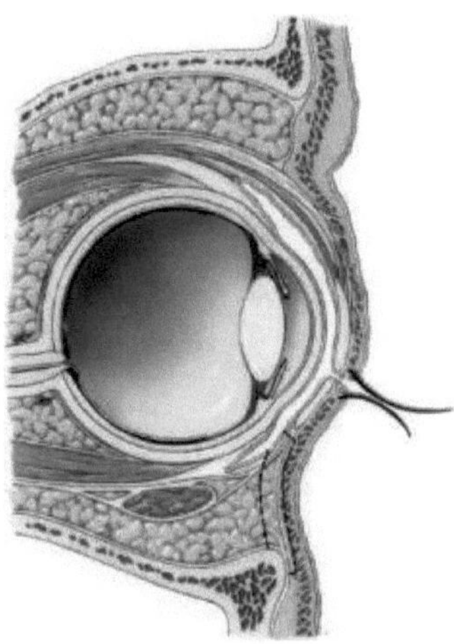

FIGURA 3.26 Secção sagital através da órbita mostrando a colocação pré-septal e retroseptal da incisão.

Anatomia cirúrgica:

Retractores da pálpebra inferior:

Durante o olhar completo para baixo, a pálpebra inferior desce aproximadamente 2 mm em conjunto com o movimento do próprio globo. O músculo reto inferior, que roda o globo para baixo, utiliza simultaneamente a sua extensão fasial para retrair a pálpebra inferior.

Vantagens: sem cicatrizes externas, preservação da anatomia da pálpebra, perturbação mínima do aparelho lacrimal, risco reduzido de mau posicionamento da pálpebra inferior. **Utilizações**: Para expor a pálpebra inferior, o rebordo orbital e a fratura do terço médio da face.

Complicações: Danos no nervo infra-orbital, deformação do contorno, pigmentação, hematoma, síndrome do olho seco, infeção.

Técnica:

PASSO 1: Vasoconstrição

É injetado um vasoconstritor sob a conjuntiva para ajudar na hemostase (ver Fig. 3.27). É infiltrada solução adicional durante a cantotomia lateral.

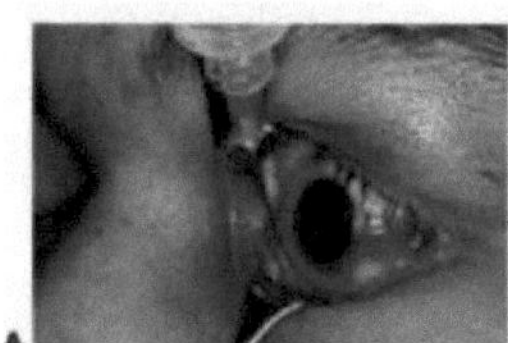

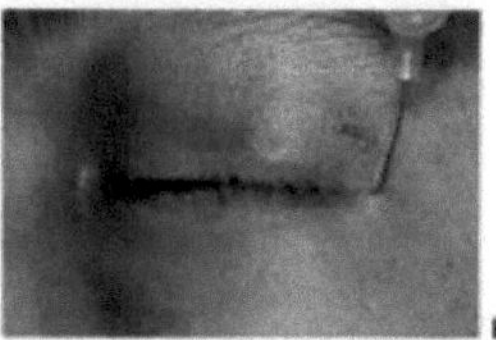

FIGURA 3.27 Fotografias que mostram a administração de pequenas quantidades de anestésico local com um vasoconstritor, sob a conjuntiva **(A)** e na área da cantotomia lateral **(B)**.

PASSO 2. Proteção do globo

Uma vez que a tarsorrafia não é possível com esta abordagem, deve ser colocado um escudo corneano para proteger o globo (ver Fig. 3.28).

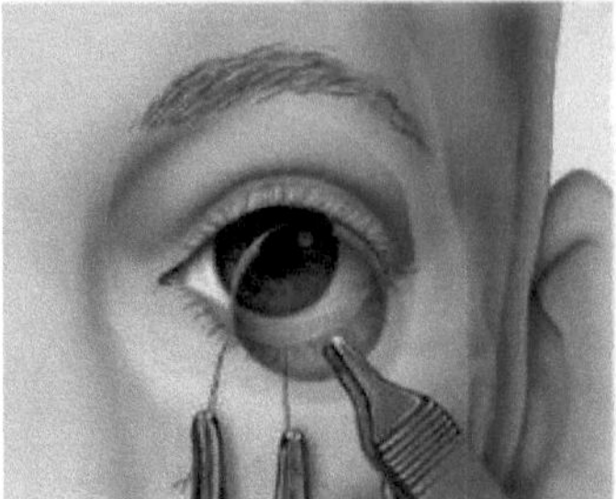

FIGURA 3.28 Colocação de um protetor da córnea (escudo). Duas ou três suturas de tração colocadas através da pálpebra inferior ajudam na colocação do escudo e na cirurgia subsequente.

PASSO 3: Suturas de tração na pálpebra inferior

A pálpebra inferior é evertida com uma pinça fina e são colocadas duas ou três suturas de tração através da pálpebra. Estas suturas devem ser colocadas diretamente através da pálpebra, desde a conjuntiva palpebral até à pele, aproximadamente 4 a 5 mm abaixo da margem da pálpebra para assegurar que a placa tarsal é incluída na sutura.

PASSO 4: Cantotomia lateral e cantólise inferior

Quando é indicada uma cantotomia lateral, a cantotomia é a incisão inicial. Uma ponta da tesoura pontiaguda é inserida dentro da fissura palpebral, estendendo-se lateralmente até à profundidade do rebordo orbital lateral subjacente (aproximadamente 7 a 10 mm). A tesoura é utilizada para cortar horizontalmente através da fissura palpebral lateral (ver Fig. 3.29). As estruturas que são cortadas no plano horizontal são a pele, o músculo orbicularis oculi, o septo orbital, o tendão cantal lateral e a conjuntiva. As suturas de tração são utilizadas para everter a pálpebra inferior. A pálpebra inferior ainda está ligada à borda orbital lateral pelo membro inferior do tendão cantal lateral (ver Fig. 3.30A). Esta ligação adapta funcionalmente a pálpebra inferior firmemente ao globo (Fig. 3.30B). O tendão, que é facilmente visualizado com a retração da pálpebra, é libertado com um corte vertical agudo. Para efetuar a cantólise, a tesoura deve ser posicionada com uma orientação vertical (ver Fig. 3.31). Após a cantólise (ver Fig. 3.32A), a pálpebra inferior é imediatamente libertada do rebordo orbital lateral (Fig. 3.32B), tornando a eversão mais eficaz.

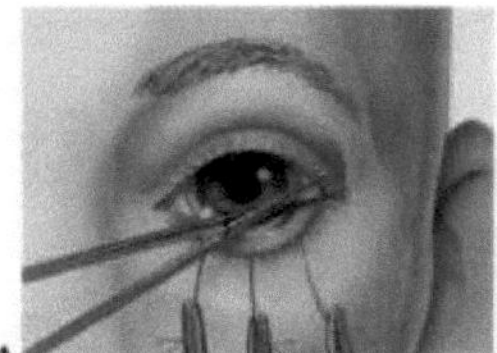
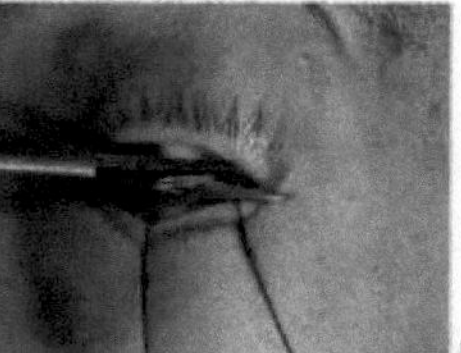

FIGURA 3.29 Ilustração (A) e fotografia (B) da incisão inicial para cantotomia lateral.

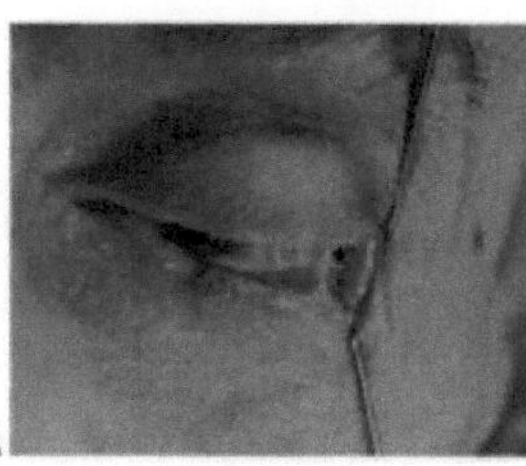
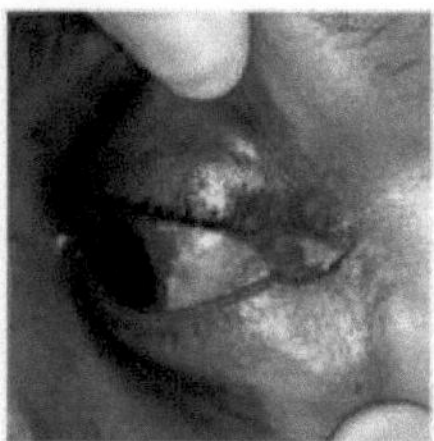

FIGURA 3.30 A: Dissecção anatómica mostrando o resultado após a cantotomia inicial ilustrada na Figura 3.5. Note-se que o membro inferior do tendão cantal lateral (*) ainda está ligado ao tarso inferior, impedindo a mobilização. A pálpebra inferior ainda está firmemente adaptada ao globo ocular **(B)**.

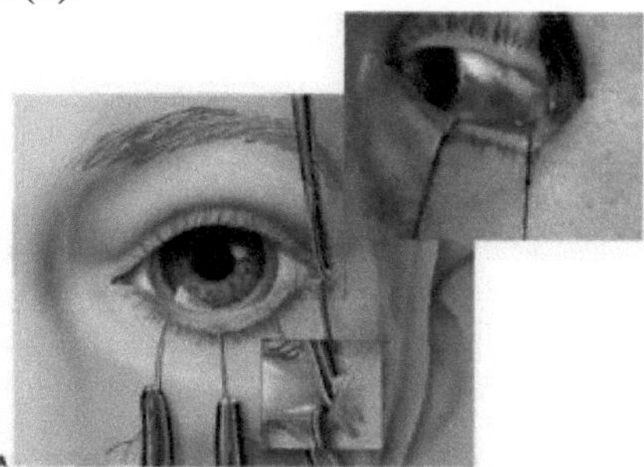

FIGURA 3.31 Ilustração (A) e fotografia (B) mostrando a técnica de cantólise inferior.

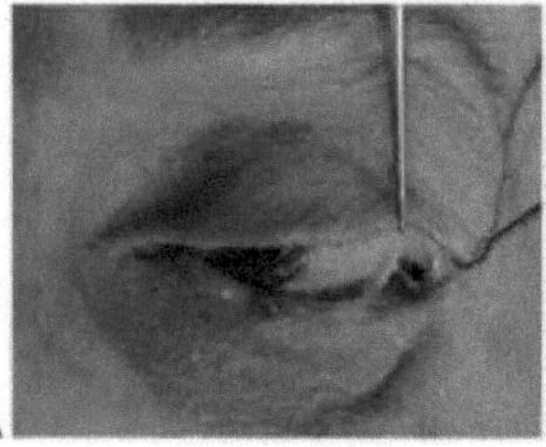
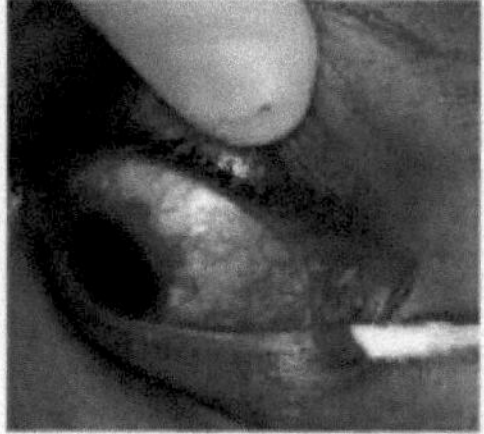

FIGURA 3.8 A: Dissecção anatómica mostrando o resultado após a cantólise inferior ilustrada na Figura 3.32. Note-se que o membro inferior do tendão cantal lateral (*) foi cortado, permitindo uma grande mobilidade da pálpebra inferior **(B)**.

PASSO 5: Incisão transconjuntival

Utiliza-se uma tesoura de ponta romba para dissecar através da pequena incisão na conjuntiva efectuada durante a catotomia lateral, inferiormente em direção ao rebordo infra-orbital. São utilizadas suturas de tração para everter a pálpebra inferior. A tesoura é espalhada para limpar uma bolsa posterior ao septo orbital, terminando imediatamente a seguir ao septo orbital (ver Fig. 3.33).

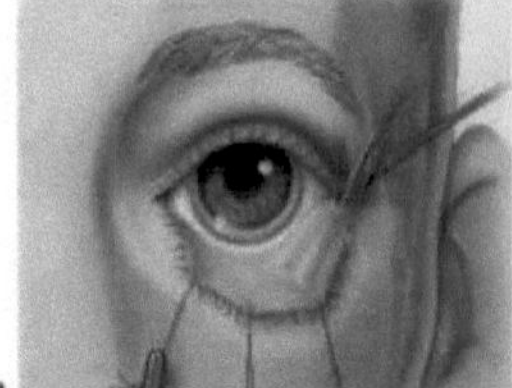
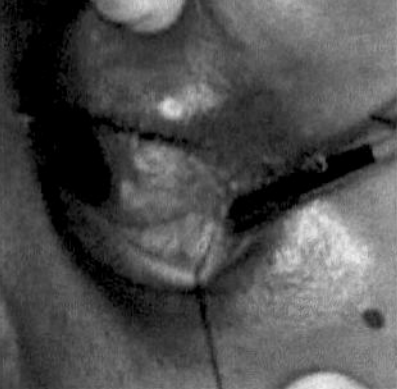

FIGURA 3.33 Ilustração **(A)** e fotografia **(B)** mostrando como a tesoura é colocada na incisão inicial da cantopexia para dissecar no plano subconjuntival. A dissecção deve ser efectuada imediatamente abaixo da placa tarsal e não deve estender-se mais medialmente do que o punctum lacrimal.

Utiliza-se uma tesoura para incisar a conjuntiva e os retractores da pálpebra inferior a meio caminho entre a margem inferior da placa tarsal e o fórnix conjuntival inferior. O bordo incisado da conjuntiva vestibular pode ser dissecado livremente, proporcionando um local para uma sutura de tração para manter o escudo corneano no lugar (ver Fig. 3.34).

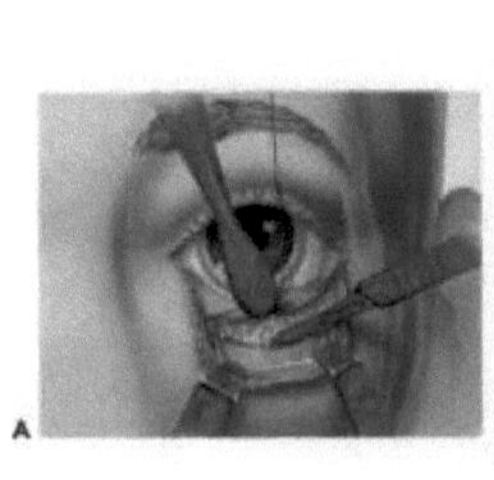
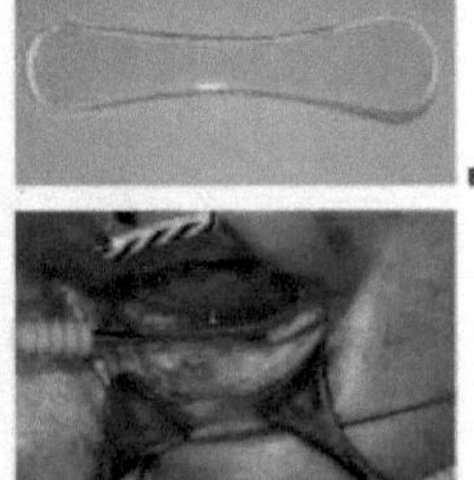

FIGURA 3.34 A: Ilustração mostrando a incisão através da periorbita. São colocados pequenos retractores de modo a que a pálpebra inferior seja retraída até ao nível da superfície anterior do bordo infra-orbital. Um retractor largo é colocado imediatamente a seguir ao bordo infra-orbital, confinando a gordura orbital. A Jaeger Lid Plate (Jaeger Lid Plates - Anthony Products, Inc., Indianapolis, IN) é um retractor de plástico transparente **(B)** que funciona bem para retrair o conteúdo orbital porque é transparente. A incisão é feita através do periósteo imediatamente posterior ao rebordo infra-orbital com um bisturi ou um electrocautério **(C)**.

PASSO 6. Incisão periosteal

Depois de retrair o conteúdo orbital internamente e a pálpebra inferior externamente, utilizando retractores adequados, a periorbita é incisada bruscamente, evitando o saco lacrimal medialmente (Fig. 3.34). Durante a abordagem retroseptal, a incisão através da periorbita é imediatamente posterior ao rebordo orbital.

Um método alternativo de incisão da conjuntiva, dos retractores da pálpebra inferior e da periorbita consiste em retrair a pálpebra inferior anteriormente, inserir pequenos retractores e cortar diretamente através destas estruturas com um electrocautério com ponta de agulha.

PASSO 7: Dissecção subperiosteal da órbita

Os elevadores periosteais são utilizados para desnudar o periósteo sobre o rebordo orbital e a superfície anterior da maxila e do zigoma, bem como sobre o pavimento orbital (ver Fig. 3.35). Deve ser colocado um retractor maleável largo logo que possível para proteger a órbita e confinar qualquer hérnia de gordura periorbital.

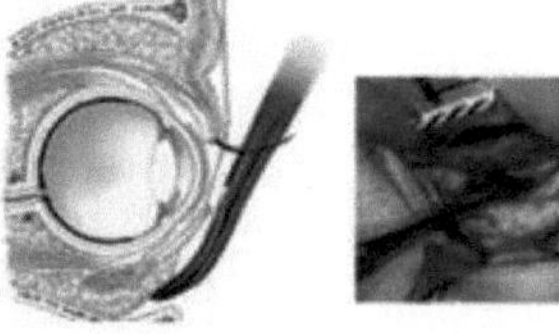

FIGURA 3.35 Dissecção subperiosteal do pavimento orbital.

PASSO 8. Fecho

Antes de fechar a conjuntiva, é inserida uma sutura de cantopexia inferior, mas não atada (ver Fig. 3.36). É utilizada uma sutura de poliglactina 4-0 ou outra sutura de longa duração. A sutura de ancoragem da cantopexia pode ser inserida através da borda lateral do tarso apenas quando o tendão é inadequado para reter uma sutura. A conjuntiva deve ser fechada com um fio de sutura crómico 6-0. As extremidades da sutura podem ser enterradas. Não se deve tentar reaproximar os retractores da pálpebra inferior porque estão em contacto íntimo com a conjuntiva e serão adequadamente reposicionados quando essa camada for fechada. A sutura da cantopexia inferior é então apertada e atada, puxando a pálpebra inferior para a sua posição. Finalmente, são colocadas suturas subcutâneas e suturas cutâneas 6-0 ao longo da cantotomia lateral horizontal

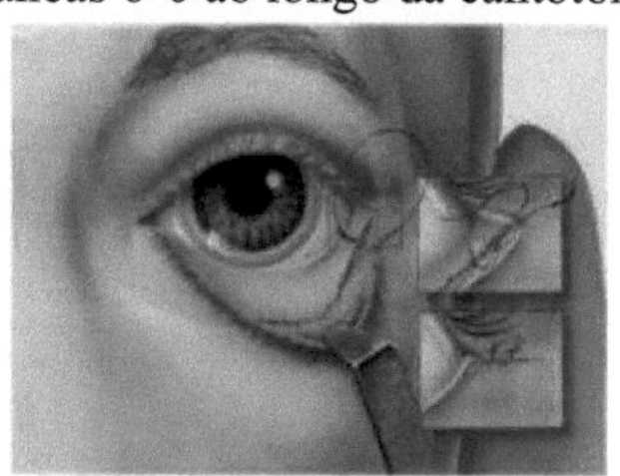

FIGURA 3.36 A: Encerramento da incisão transconjuntival e cantopexia inferior. A sutura da cantopexia inferior é colocada

Técnica alternativa: Abordagem transconjuntival alargada para exposição da área frontozigomática

A abordagem transconjuntival alargada permite o acesso a todo o rebordo orbital lateral até um ponto aproximadamente 10 a 12 mm superior à sutura frontozigomática. A incisão para a abordagem transconjuntival alargada é exatamente igual à descrita para a abordagem transconjuntival padrão, mas a incisão deve ser alargada mais lateralmente, 1 a 1,5 cm numa prega natural. A dissecção supraperiosteal de todo o rebordo orbital lateral é efectuada até um ponto acima da sutura frontozigomática. Após a retração, o periósteo é incisado no meio do rebordo orbital lateral a partir do ponto mais alto obtido com a dissecção supraperiosteal. A incisão periosteal estende-se à descrita na abordagem padrão para o assoalho orbital e rebordo infra-orbital. A dissecção subperiosteal deve retirar todos os tecidos do pavimento orbital e da parede lateral da órbita. A dissecção subperiosteal generosa feita profundamente na órbita lateral permite a retração destes tecidos para expor a sutura frontozigomática (ver Fig. 3.37). Esta extensão de exposição e libertação exige um encerramento meticuloso, com ressuspensão anatómica dos tecidos e do canto lateral dentro da órbita.

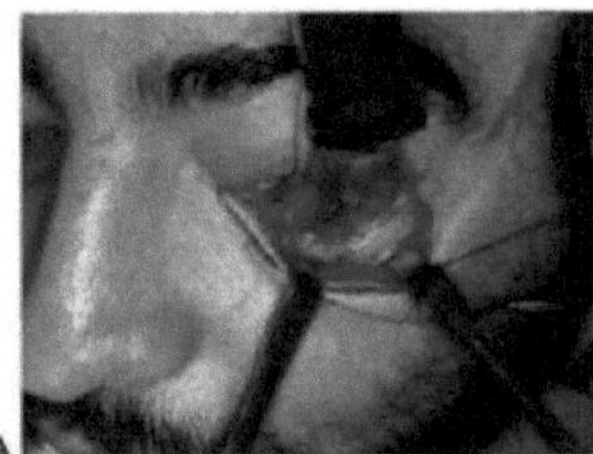

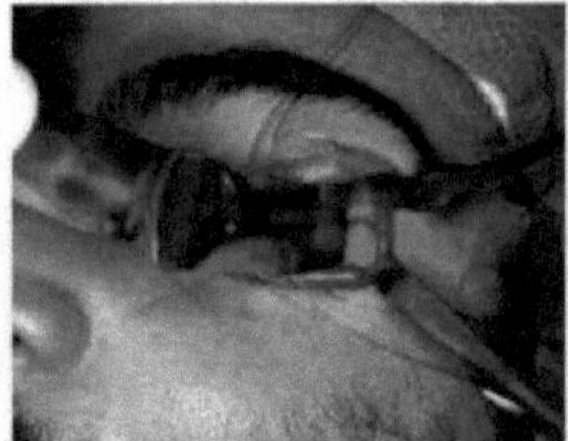

FIGURA 3.37 Fotografias que mostram a quantidade de exposição que pode ser obtida com a abordagem transconjuntival alargada. **A:** Exposição do pavimento orbital. **B: Exposição da** parede lateral da órbita, bem como da sutura frontozigomática.

Abordagem transconjuntival (ou transcaruncular) da órbita medial: A parede medial da órbita pode ser abordada através da conjuntiva no lado nasal do globo. Esta abordagem tem sido mais comummente designada por abordagem "transcaruncular". A vantagem da abordagem transconjuntival à órbita medial é evitar uma incisão cutânea local ou uma abordagem coronal para chegar a esta área. O acesso fornecido é satisfatório para a maioria dos procedimentos reconstrutivos. Ao estender a incisão transconjuntival ao longo do assoalho da órbita, é possível a exposição completa da parede medial, do assoalho e da parede lateral da órbita através de uma única incisão.

Anatomia cirúrgica:

Tem uma porção lateral elástica que suporta os canalículos lacrimais e depois divide-se em membros anterior, superior e posterior, que se fundem com a fáscia do saco lacrimal. A porção pré-septal do músculo orbicular do olho tem uma cabeça superficial e uma cabeça profunda. A cabeça superficial origina-se do membro anterior do tendão cantal medial. A cabeça profunda origina-se da fáscia do saco lacrimal. A porção pré-tarsal do músculo orbicular do olho envia fibras anteriores para a porção anterior do tendão cantal medial e fibras posteriores que revestem a parede posterior do saco lacrimal para se inserirem na crista lacrimal posterior (osso lacrimal) (ver Fig. 3.38). Estas fibras posteriores formam uma estrutura especialmente importante conhecida como pars lacrimalis ou músculo de Horner e asseguram a correcta aposição posterior da pálpebra ao globo. A rutura do músculo de Horner pode permitir que a pálpebra medial caia anteriormente, afastando-se do globo.

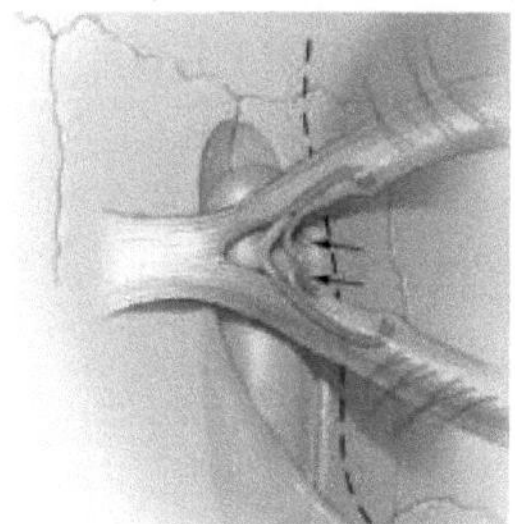

FIGURA 3.38 Ilustração que mostra a relação entre a incisão periosteal da órbita (
linha tracejada), a osteologia, os bordos das pálpebras, o sistema de drenagem lacrimal e o músculo de Horner
(*setas*).

A anatomia da superfície é especialmente importante na abordagem transcaruncular da órbita medial (ver Fig. 3.39). A plica semilunaris (prega semilunar) é uma prega estreita, altamente vascularizada e em forma de crescente da conjuntiva medial. A sua margem lateral é livre e está separada da conjuntiva bulbar. A carúncula é um pequeno monte de tecido sebáceo, carnudo e queratinizado, ligado ao lado inferomedial da plica semilunaris. O canalículo comum encontra-se imediatamente medial a ele.

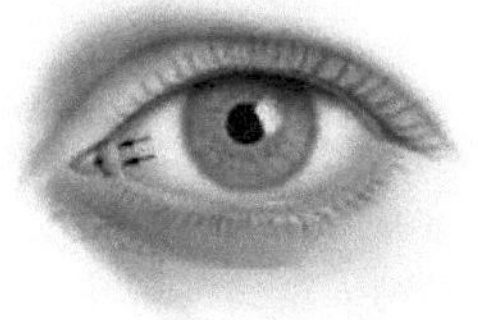

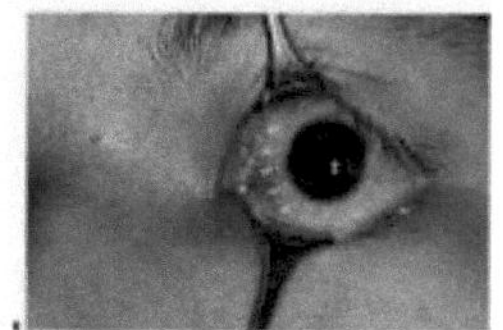

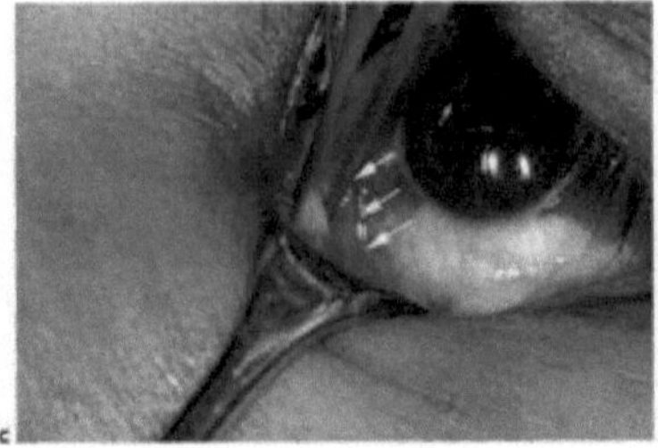

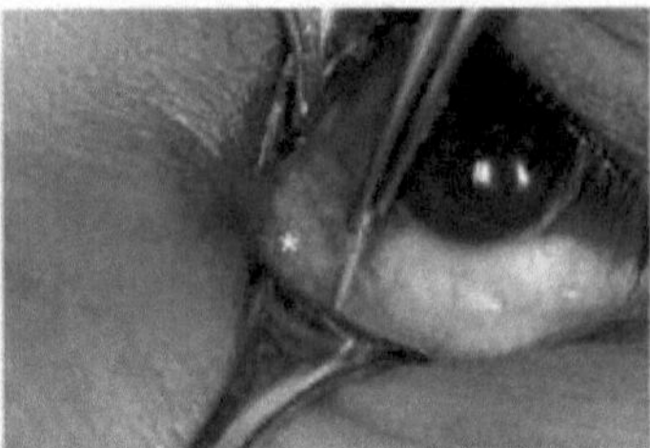

FIGURA 3.39 Ilustração **(A)** e fotografia **(B)** mostrando a topografia da superfície do olho. O "*" representa a localização da carúncula. As *setas* indicam a posição da prega semilunar. **C:** O fórceps está a agarrar a carúncula. **D:** O fórceps está a levantar a prega semilunar. O "*" é a localização da carúncula.

Utilizações: acesso a estruturas da pálpebra superior, rebordo orbital e fracturas do terço médio da face. **Complicações:** A sub-correção ou a sobre-correção podem levar ao abaulamento da gordura residual ou à cavidade da área, síndrome do olho seco, hematoma, contratura da cicatriz, infeção.

Técnica:

PASSO 1: Vasoconstrição:

A órbita medial é infiltrada com um vasoconstritor para facilitar a hemostasia.

PASSO 2: Incisão transconjuntival

As pálpebras superior e inferior são retraídas com suturas de tração, retractores de veias ou retractores de Desmarres, tendo o cuidado de evitar danos nos pontos e canalículos lacrimais. O globo é retraído lateralmente através da inserção de um retractor maleável Jaeger Lid Plate no fórnix medial. É importante evitar a prega semilunar, que é lateral à carúncula. É efectuada uma incisão vertical de 12 a 15 mm através da conjuntiva e do terço lateral da carúncula com uma tesoura Stevens ou Westcott (ver Fig. 3.40).

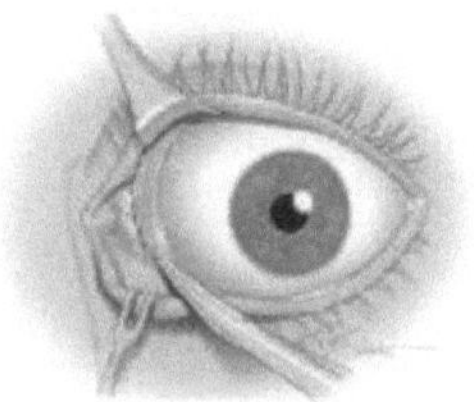

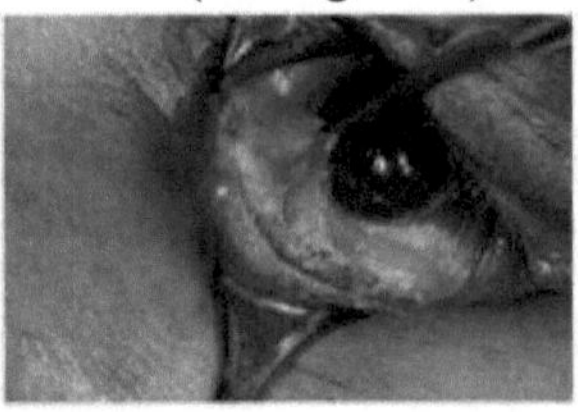

FIGURA 3.40 Incisão através da conjuntiva medial.

PASSO 3: Dissecção subconjuntival

A camada fibrosa condensada, logo a seguir à carúncula, é dissecada na direção póstero-medial, visando a crista lacrimal posterior. As pontas da tesoura curva de Stevens (ver Fig. 3.41) ou de um elevador de Freer são utilizadas para palpar a crista lacrimal posterior. Um retractor maleável ou um elevador periosteal é mantido firmemente contra a parede orbital medial imediatamente posterior à crista lacrimal posterior.

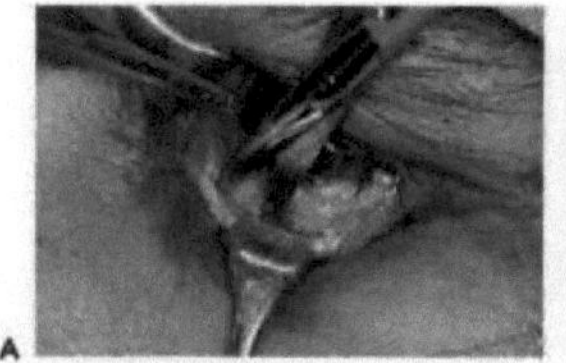
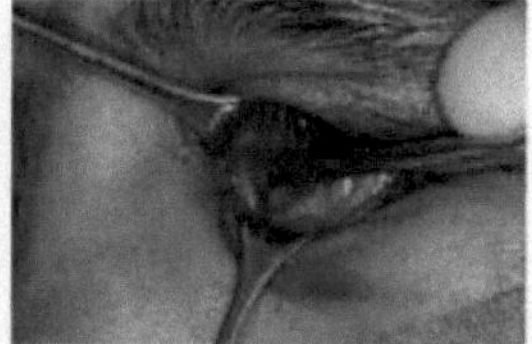

FIGURA 3.41 Dissecção profunda da conjuntiva.

PASSO 4: Incisão e exposição do periósteo

A periorbita ao longo da crista lacrimal posterior é incisada numa direção superior para inferior com um bisturi ou um cautério de agulha, ou com um movimento de espalhamento de uma tesoura afiada e pontiaguda (ver Fig. 3.42). A periorbita é elevada superior e inferiormente para obter uma abertura anterior ampla. A parede medial da órbita é exposta desde o pavimento até ao teto (ver Fig. 3.43). As artérias etmoidais anterior e posterior são prontamente identificadas, cauterizadas e cortadas. Um retractor maleável é colocado profundamente ao longo da parede medial.

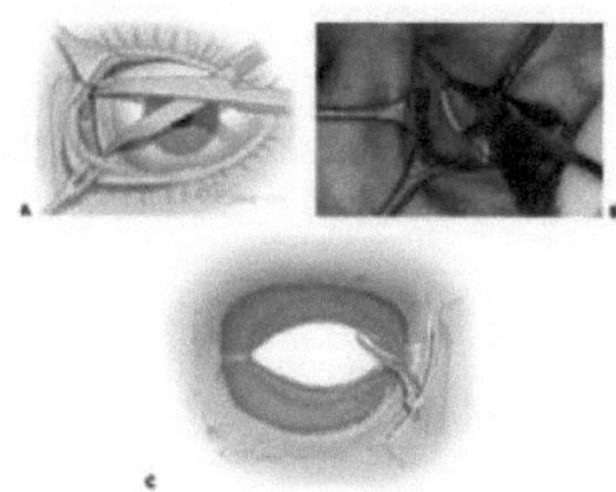

FIGURA 3.42 Incisão periosteal. Ilustração.

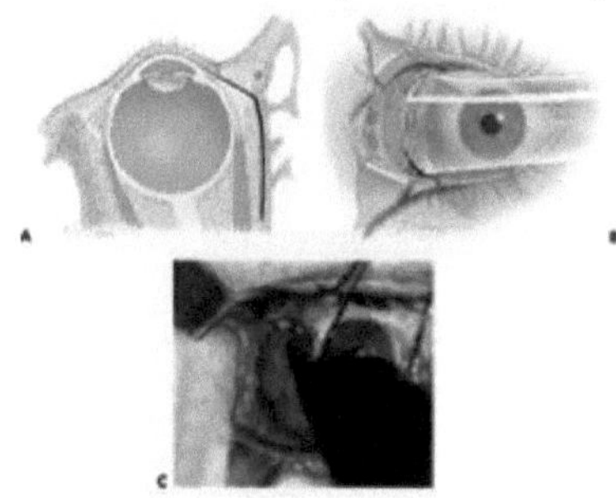

FIGURA 3.43 Exposição da parede medial da órbita.

PASSO 5. Encerramento

O encerramento da periorbita não é essencial e é bastante difícil de efetuar. É prudente reparar a conjuntiva e a carúncula com sutura de guta 6-0 para ajudar a prevenir o simbléfaro, o granuloma piogénico e o prolapso da gordura orbital.

Combinação de abordagens transconjuntivais

A abordagem transcaruncular pode ser utilizada para cirurgia isolada da parede orbital medial ou combinada com uma abordagem transconjuntival retroseptal ao pavimento orbital. Deste modo, toda a parede medial, o pavimento medial e a parede lateral da órbita podem ser expostos. A pálpebra inferior é retraída anterior e inferiormente para proporcionar um melhor acesso às superfícies conjuntivais mediais (ver Fig.3.44A). Em seguida, utiliza-se uma tesoura para, primeiro, minar (Fig. 3.44B) e, depois, para incisar a conjuntiva imediatamente lateral à carúncula (Fig. 3.44C). A incisão é continuada superiormente até ao nível da aponeurose do elevador (Fig. 3.44D).

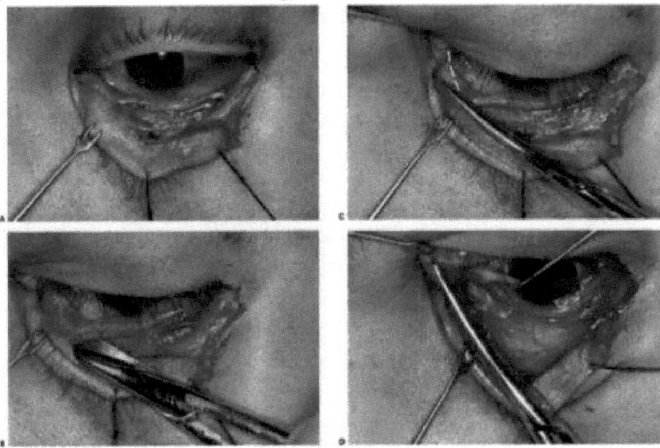

FIGURA 3.44 Fotografias que mostram a abordagem transconjuntival medial combinada com uma abordagem transconjuntival padrão ao pavimento orbital.

Durante a dissecção, o músculo oblíquo inferior é encontrado. Este músculo pode ser retirado da sua origem ou cortado da sua fixação óssea. Se for incisado, deixando uma pequena quantidade de músculo ainda ligado ao osso, pode ser colocada uma única sutura durante o encerramento para reaproximar o músculo seccionado. Se for retirado da sua origem, não tem de ser reposicionado.

ABORDAGEM SUPRA-ORBITAL DA SOBRANCELHA

Anatomia cirúrgica

A incisão "na sobrancelha" oferece um acesso camuflado simples e rápido ao rebordo supraorbital lateral, à linha de sutura fronto-zigomática e, ocasionalmente, à região ligeiramente abaixo desta. Não são envolvidas estruturas neurovasculares importantes nesta abordagem. Para além disso, a remoção cosmética das sobrancelhas restringe esta incisão nas mulheres. As principais desvantagens desta abordagem são o acesso extremamente limitado que proporciona e uma cicatriz que é percetível dentro da sobrancelha ou, se estendida inferiormente, abaixo dela. Se a incisão for feita quase inteiramente dentro dos limites da sobrancelha, a cicatriz é geralmente impercetível.

Vantagens: acesso direto à pálpebra superior e à sobrancelha, excelente exposição, preservação da estética da sobrancelha, perturbação mínima da função da pálpebra. **Utilizações:** reparação de ptose da pálpebra superior, cirurgia de elevação da sobrancelha, descompressão orbital, reparação de fratura orbital.

Complicações: cicatrizes, perda permanente ou temporária de pêlos, lesão do nervo supraorbital ou supratroclear, assimetria da sobrancelha durante o encerramento.

Técnica

PASSO 1: Vasoconstrição

É injetado um anestésico local juntamente com um vasoconstritor nos tecidos subcutâneos sobre o rebordo orbital lateral para ajudar na hemostase.

PASSO 2: Incisão da pele

A sobrancelha não é depilada. A pele é colocada sobre o rebordo orbital com dois dedos e é efectuada uma incisão de 2 cm ou mais, com a extremidade inferior da incisão a parar na extremidade da sobrancelha. A incisão é efectuada paralelamente aos pêlos da sobrancelha para evitar cortar os fios de cabelo. A incisão é prolongada até à profundidade do periósteo (ver Fig. 3.45). A pele é livremente móvel neste plano.

O acesso pode ser melhorado alargando a incisão mais anteriormente dentro dos limites da sobrancelha até ao nervo supraorbital. Quando indicado, a extensão da incisão inferiormente pode utilizar uma pequena viragem suave de 90 graus "apenas da pele" para uma ruga em pé de galinha lateralmente. As extensões altas devem evitar o ramo frontal do nervo facial e as extensões baixas devem estar pelo menos 6 mm acima do nível do canto lateral.

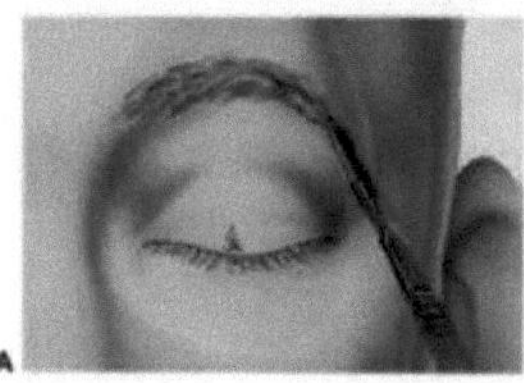

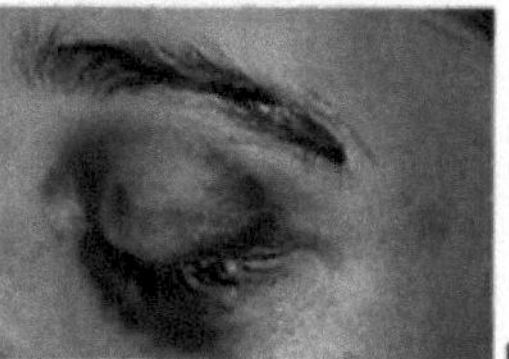

FIGURA 3.45 Ilustração que mostra a colocação da incisão dentro dos limites dos pêlos da sobrancelha.

PASSO 3: Incisão periosteal

Após a desminagem no plano supra-periosteal, a pele é retraída sobre a área de interesse, onde é efectuada uma incisão periosteal acentuada (ver Fig. 3.46).

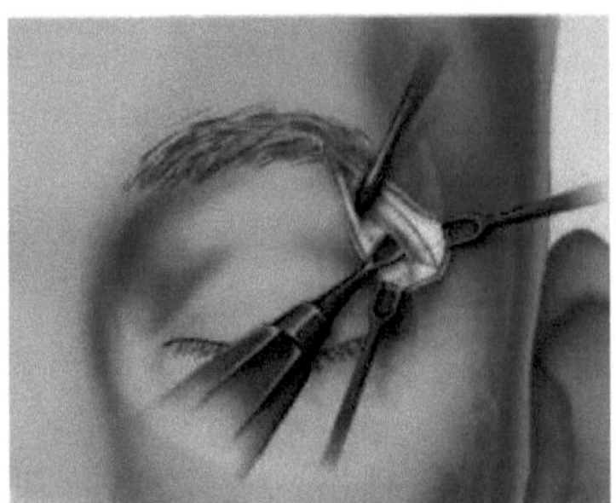

FIGURA 3.46 Incisão através do periósteo ao longo do rebordo orbital lateral e dissecção subperiosteal na fossa lacrimal.

PASSO 4: Dissecção subperiosteal do rebordo orbital lateral e da órbita lateral São utilizados dois elevadores periosteais afiados para expor o rebordo orbital lateral nas superfícies lateral, medial (intra-orbital) e, se necessário, posterior (temporal). No entanto, o acesso proporcionado por esta abordagem é limitado. Se se mantiver dentro do espaço subperiosteal, não há praticamente nenhuma possibilidade de danificar estruturas vitais.

PASSO 5. Encerramento

A incisão é fechada por camadas.

ABORDAGEM DA PÁLPEBRA SUPERIOR

A abordagem mais direta e cosmeticamente apelativa ao rebordo orbital superolateral é a abordagem da pálpebra superior, também chamada blefaroplastia superior, prega palpebral superior e abordagem da prega supratarsal. Nesta abordagem, é utilizada uma prega natural da pele na pálpebra superior para efetuar a incisão.

Anatomia cirúrgica

Pálpebra superior

Em secção sagital, a pálpebra superior é constituída por, pelo menos, cinco camadas distintas: a pele, o músculo orbicular do olho, o septo orbital acima ou a aponeurose do elevador da pálpebra superior abaixo, o complexo músculo de Muller/tarso e a conjuntiva (ver Fig. 3.47).

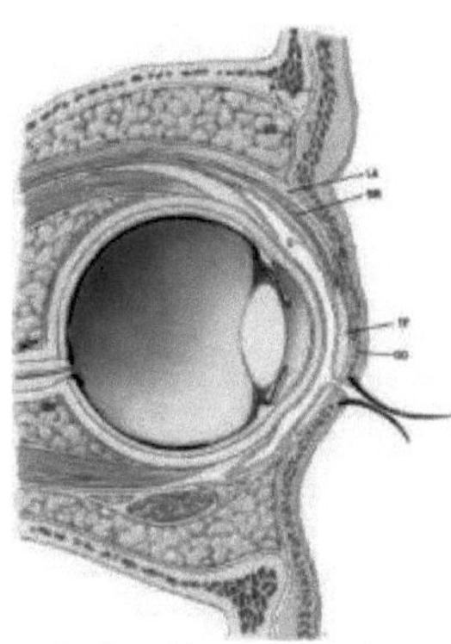

FIGURA 3.47 Secção sagital através da órbita e do globo. C, conjuntiva palpebral; LA, aponeurose do elevador
palpebral superior; MM, músculo de Muller; OO, músculo orbicularis oculi; OS, septo
orbital
; P, perióstea/periorbita; TP, placa tarsal.

Septo orbital/Complexo da aponeurose do elevador

Profundamente ao músculo orbicularis oculi encontra-se o complexo septo orbital/aponeurose elevadora. Na pálpebra superior, estende-se inferiormente e funde-se com a aponeurose do elevador cerca de 10 a 15 mm acima da margem da pálpebra superior. A porção aponeurótica do elevador atrás do septo orbital é muito mais larga do que o músculo do qual deriva, e as suas extensões medial e lateral são conhecidas como cornos.

Músculo de Muller/Complexo do tarso

Profundamente à aponeurose do elevador, o músculo de Muller situa-se superiormente, enquanto o tarso se situa ao longo da margem da pálpebra. O músculo de Muller é um elevador da pálpebra superior não estriado e simpaticamente inervado. Origina-se da superfície interna da aponeurose do elevador e insere-se na superfície superior da placa tarsal superior. No interior da placa tarsal encontram-se grandes glândulas sebáceas - as glândulas tarsais ou glândulas de Meibom. O tarso superior é consideravelmente maior do que o tarso inferior, sendo a altura máxima do tarso superior de cerca de 10 mm e a do tarso inferior de cerca de 4 a 5 mm.

Vantagens: acesso direto à pálpebra superior, versatilidade, cicatriz visível mínima, preservação da função da pálpebra.

Utilizações: blefaroplastia da pálpebra superior, correção da ptose, excisão da massa da pálpebra superior e reconstrução da pálpebra superior.

Complicações: cicatrizes visíveis, mau posicionamento da pálpebra, hematoma, infeção, laxidez ou assimetria residual da pele e sintomas de olho seco.

Técnica

ETAPA 1: Proteção do Globo

Durante os procedimentos cirúrgicos em torno da órbita, a córnea deve ser protegida com uma tarsorrafia temporária ou uma concha escleral após a aplicação de uma pomada ocular suave.

PASSO 2: Identificação e marcação da linha de incisão

Se a prega palpebral não for facilmente detetável, é efectuada uma incisão curvilínea ao longo da área da prega supratarsal que termina lateralmente sobre o rebordo orbital lateral. Em caso de inchaço, a prega da pálpebra superior oposta pode ser reflectida. A incisão, no entanto, pode ser alargada lateralmente, conforme necessário para o acesso cirúrgico. A incisão deve começar pelo menos 10 mm acima da margem da pálpebra superior e deve estar 6 mm acima do canto lateral à medida que se estende lateralmente. A linha de incisão é marcada antes da infiltração de um vasoconstritor para evitar distorções.

PASSO 3: Vasoconstrição

A anestesia local com um vasoconstritor é injectada sob a pele da pálpebra e o músculo orbicularis oculi ao longo da linha de incisão (ver Fig. 3.48). É injectada uma solução vasoconstritora adicional supraperiostealmente na área a ser exposta cirurgicamente.

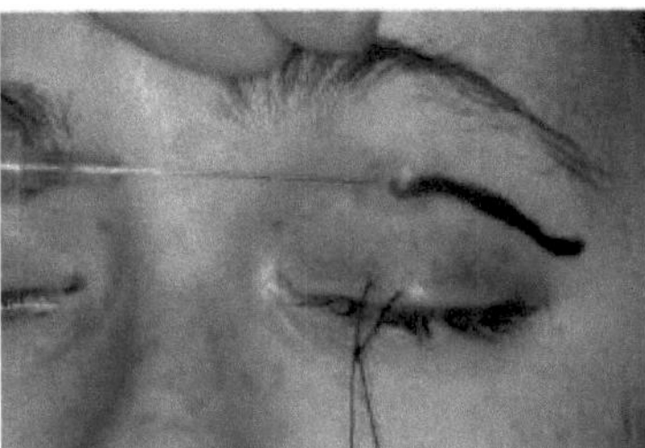

FIGURA 3.48 Fotografia mostrando a injeção de anestésico local com um vasoconstritor sob o músculo orbicularis oculi.

PASSO 4: Incisão da pele

Idealmente, a incisão atravessa a pele e o músculo orbicularis oculi. A vasculatura do músculo mantém a viabilidade da pele quando esta é elevada e isto conduz a uma excelente cura.

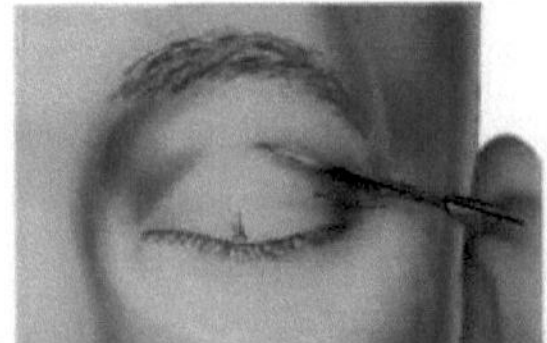

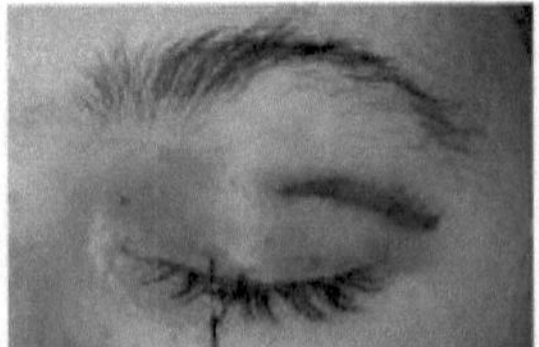

FIGURA 3.49 A: Ilustração que mostra a posição e a colocação da incisão inicial através da pele e do músculo orbicular.

PASSO 5. Descolamento do retalho cutâneo-muscular

Desenvolve-se um retalho cutâneo-muscular superiormente, lateralmente e, se necessário, medialmente, utilizando uma dissecção em tesoura profunda ao músculo orbicular do olho. A dissecção é efectuada sobre o rebordo orbital, expondo o periósteo.

PASSO 6. Incisão periosteal

O retalho cutâneo-muscular é retraído, expondo a área para a cirurgia. O periósteo é então incisado no meio do rebordo orbital com um bisturi.

PASSO 7: Dissecção subperiosteal do rebordo orbital lateral e da órbita lateral Os elevadores periosteais são utilizados para efetuar a dissecção subperiosteal da órbita e dos rebordos orbitais. Deve-se estar atento à fossa lacrimal, uma concavidade profunda na órbita superolateral.

PASSO 8. Fecho

A ferida é fechada em três camadas, o periósteo, o músculo e a pele. É especialmente importante fechar o músculo orbicularis oculi lateralmente, sobre o rebordo orbital, para evitar o adelgaçamento dos tecidos moles que cobrem o osso.

ABORDAGEM INFRA-ORBITAL

Anatomia cirúrgica

Ao planear uma incisão infra-orbital, os cirurgiões devem considerar a localização de estruturas críticas como o nervo infra-orbital, os vasos sanguíneos e os músculos. Minimizar o trauma destas estruturas é essencial para preservar a função sensorial, prevenir complicações e obter resultados estéticos óptimos. A anatomia e as considerações individuais do doente também desempenham um papel significativo na determinação da localização exacta e da extensão das incisões infra-orbitárias. As estruturas importantes são o rebordo infraorbitário, o forame infraorbitário, o nervo e a artéria infra-orbitários, o músculo leavator labii superioris, o músculo orbicularis, os músculos zigomático maior e menor, o seio maxilar, os ligamentos palpebrais e as almofadas de gordura orbitárias.

Vantagens: Acesso direto ao bordo orbital e à face média, cicatriz visível mínima, preservação da função da pálpebra, versatilidade.

Utilizações: reparação de fracturas da órbita, correção do mau posicionamento da pálpebra inferior, remoção de tumores da órbita, descompressão da órbita.

Complicações: Lesão do rebordo infraorbitário, do forame infraorbitário, do nervo e da artéria infra-orbitários, do músculo leavator labii superioris, do músculo orbicularis, dos músculos zigomático maior e menor, do seio maxilar, dos ligamentos palpebrais e das almofadas de gordura orbitárias, hematoma, infeção, xerostomia.

Técnica

ETAPA 1: Proteção do Globo

Durante os procedimentos cirúrgicos em torno da órbita, a córnea deve ser protegida com uma tarsorrafia temporária ou uma concha escleral após a aplicação de uma pomada ocular suave.

PASSO 2: Identificação e marcação da linha de incisão

Identificar os principais pontos de referência faciais, incluindo o bordo infra-orbital, a margem da pálpebra inferior e a localização do forame infra-orbital.

PASSO 3: Vasoconstrição

É injetado um anestésico local juntamente com um vasoconstritor nos tecidos subcutâneos sobre o rebordo orbital lateral para ajudar na hemostase.

PASSO 4: Incisão da pele

A sobrancelha não é depilada. A pele é colocada sobre o rebordo orbital com dois dedos e é efectuada uma incisão de 2 cm ou mais, com a extremidade inferior da incisão a parar na extremidade da sobrancelha. A incisão é efectuada paralelamente aos pêlos da sobrancelha para evitar cortar os fios de cabelo. A incisão é prolongada até à profundidade do periósteo. A pele é livremente móvel neste plano.

O acesso pode ser melhorado alargando a incisão mais anteriormente dentro dos limites da sobrancelha até ao nervo supraorbital. Quando indicado, a extensão da incisão inferiormente pode utilizar uma pequena viragem suave de 90 graus "apenas da pele" para uma ruga em pé de galinha lateralmente. As extensões altas devem evitar o ramo frontal do nervo facial e as extensões baixas devem estar pelo menos 6 mm acima do nível do canto lateral.

PASSO 5. Incisão periosteal

Após a desminagem no plano supra-periosteal, a pele é retraída sobre a área de interesse, onde é efectuada uma incisão periosteal acentuada.

PASSO 6. Dissecção Subperiosteal do Rebordo Orbital Lateral e da Órbita Lateral Utilizam-se dois elevadores periosteais afiados para expor o rebordo orbital lateral nas superfícies lateral, medial (intra-orbital) e, se necessário, posterior (temporal). No entanto, o acesso proporcionado por esta abordagem é limitado. Se se mantiver dentro do espaço subperiosteal, não há praticamente nenhuma possibilidade de danificar estruturas vitais.

ETAPA 7: Encerramento

A incisão é fechada por camadas.

CAPÍTULO 4

ABORDAGEM CORONAL

A incisão coronal ou bitemporal é uma abordagem cirúrgica versátil para as regiões superior e média do esqueleto facial, incluindo o arco zigomático. Proporciona um excelente acesso a estas áreas com o mínimo de complicações (1). Uma grande vantagem desta abordagem é o facto de a maior parte da cicatriz cirúrgica ficar escondida dentro da linha do cabelo. Quando a incisão é alargada para a área pré-auricular, a cicatriz cirúrgica é discreta.

Anatomia cirúrgica

Camadas do couro cabeludo

A mnemónica básica para as camadas do couro cabeludo (ver Fig. 4.1) é "SCALP": S, pele; C, tecido subcutâneo; A, aponeurose e músculo; L, tecido areolar solto; P, pericrânio (periósteo). A pele e o tecido subcutâneo do couro cabeludo são cirurgicamente inseparáveis. Muitos folículos pilosos e glândulas sudoríparas encontram-se na gordura subcutânea logo abaixo da derme. A camada músculo-aponeurótica, também designada incorretamente por gálea, é constituída pelos músculos frontais e occipitais emparelhados, pelos músculos auriculares e por uma aponeurose larga. Os músculos frontais pareados originam-se da aponeurose galeal e inserem-se na derme ao nível das sobrancelhas. As dissecções anatómicas também revelaram que a fáscia subgaleal pode ser mobilizada como uma camada fascial independente. No entanto, para a abordagem coronal de rotina ao esqueleto facial, esta camada fascial é utilizada apenas pela sua facilidade de clivagem.

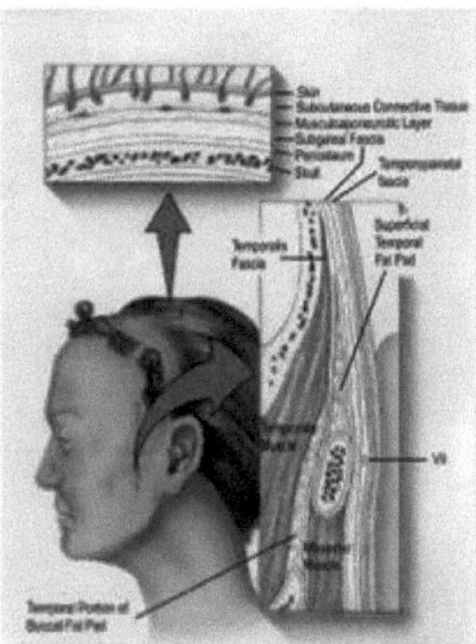

FIGURA 4.1 Camadas do couro cabeludo

Camadas da região temporoparietal

A fáscia temporoparietal é a camada fascial mais superficial por baixo da gordura subcutânea. Os vasos sanguíneos do couro cabeludo, como os vasos temporais superficiais, correm ao longo da face externa da fáscia, adjacentes à gordura subcutânea. Os nervos motores, como o ramo temporal do nervo facial, correm na sua superfície profunda.

Ramo Temporal do Nervo Facial

Os ramos temporais do nervo facial são frequentemente chamados de ramos frontais quando atingem a região supraciliar. Os nervos fornecem inervação motora ao músculo frontal, ao corrugador, ao prócero e, ocasionalmente, a uma porção do músculo orbicular do olho. A lesão do nervo é revelada pela incapacidade de levantar a sobrancelha ou enrugar a testa. O ramo ou ramos temporais do nervo facial deixam a glândula parótida imediatamente abaixo do arco zigomático. O trajeto geral é de um ponto 0,5 cm abaixo do tragus até um ponto 1,5 cm acima da sobrancelha lateral (2). Cruza superficialmente o arco zigomático a uma distância média de 2 cm antes da concavidade anterior do canal auditivo externo, mas nalguns casos chega a estar 0,8 cm ou 3,5 cm antes do canal auditivo externo (ver Fig. 4.2) (3).

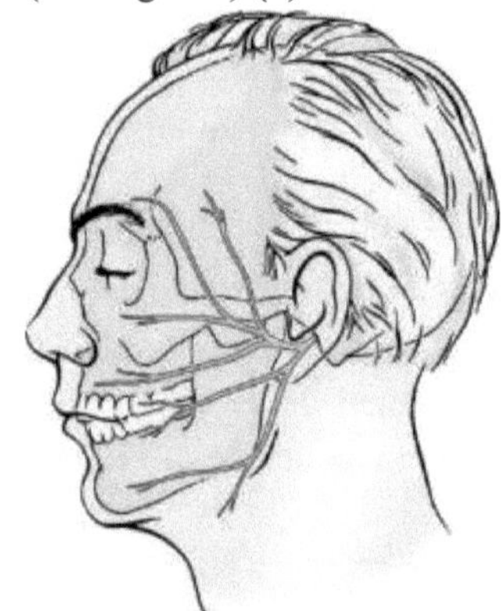

FIGURA 4.2 Ramos do nervo facial.

A órbita medial

A parede orbital medial é composta por vários ossos: o processo frontal da maxila, o osso lacrimal, a lâmina papirácea do etmoide e parte da asa menor do esfenoide. Em termos de função, a órbita medial pode ser dividida em terços anterior, médio e posterior.

Técnica de abordagem bicoronal

A abordagem coronal pode ser utilizada para expor diferentes áreas da face superior e média. A camada de dissecção e a extensão da exposição dependem do procedimento cirúrgico específico para o qual a abordagem coronal é utilizada.

Vantagens: acesso ao osso frontal, órbitas e face superior, versatilidade, cicatrização mínima visível, acesso direto à anatomia visada.

Utilizações: cirurgia do seio frontal para aceder e tratar doenças como sinusite crónica, mucocele, fracturas do seio frontal ou tumores do seio frontal. Descompressão da região orbitofrontal, aliviando a pressão sobre os olhos e as estruturas circundantes. Procedimentos de remodelação da abóbada craniana para o tratamento de craniossinostose, disostose craniofacial ou outras deformidades cranianas e em casos de fracturas faciais complexas que envolvam o osso frontal, as órbitas ou o esqueleto facial superior **Complicações:** cicatrizes visíveis, infeção, hematoma, danos nos vasos, perda permanente ou temporária de cabelo, fuga de líquido cefalorraquidiano, o posicionamento prolongado da cabeça durante a cirurgia pode contribuir para a disfunção da articulação temporomandibular.

PASSO 1: Localização da linha de incisão e preparação

São tidos em conta dois factores na conceção da linha de incisão. O primeiro é a linha do cabelo do doente. Nos homens, deve ser considerada a recessão da linha do cabelo no pico da viúva e nos vales temporais laterais. Nos homens calvos, a incisão pode ser colocada ao longo de uma linha que se estende de uma área pré-auricular à outra, vários centímetros atrás da linha do cabelo (ver Fig. 4.3), ou mesmo mais posteriormente. Nos homens que não são calvos e na maioria das mulheres, a incisão pode ser curvada anteriormente no vértice, paralelamente mas permanecendo 4 a 5 cm dentro da linha do cabelo (ver Fig. 4.4). Nas crianças, a incisão é preferencialmente colocada bem atrás da linha do cabelo para permitir a migração da cicatriz com o crescimento. Em doentes negros com cabelo curto, a formação de quelóides é também uma preocupação. Podem ser utilizadas incisões em ziguezague para tornar as cicatrizes menos perceptíveis. Se for planeada uma incisão hemicoronal, a incisão curva-se para a frente na linha média, terminando imediatamente a seguir à linha do cabelo. A curvatura anterior da incisão hemicoronal proporciona o relaxamento necessário para a retração do retalho.

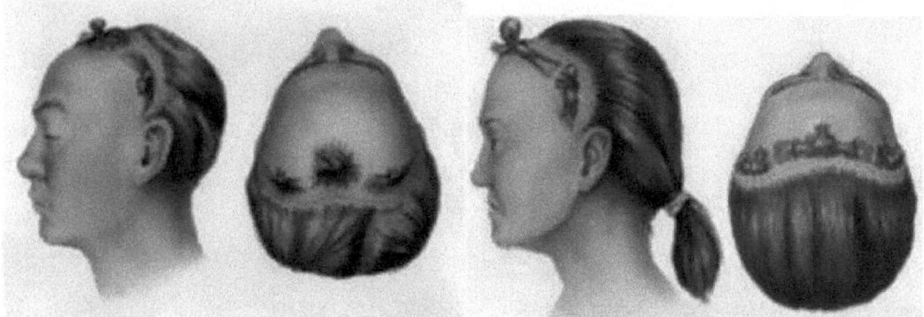

FIGURA 4.4 Colocação da incisão para a maioria dos doentes do sexo feminino e para os doentes do sexo masculino sem sinais ou antecedentes familiares de calvície. A incisão é mantida aproximadamente 4 cm atrás da linha do cabelo.

FIGURA 4.3 Colocação da incisão em doentes com recessão capilar de padrão masculino. A incisão é efectuada posteriormente, imediatamente acima da fixação da hélice da orelha. A incisão pode ser deslocada mais para trás, se necessário.

O segundo fator considerado ao conceber a localização da incisão é a extensão do acesso inferior necessário para o procedimento. A raspagem da cabeça antes da incisão não é medicamente necessária para a esterilidade e deve ser personalizada para a exposição cirúrgica e para as preferências do doente. Os cabelos compridos podem ser presos em tufos, com elásticos colocados antes ou depois da preparação estéril. Esta medida minimiza o incómodo causado pelo cabelo solto no campo cirúrgico.

PASSO 2: Técnicas hemostáticas

A perda de sangue da incisão coronal é maior no início e no fim da cirurgia. Podem ser utilizadas 3 técnicas para reduzir o fluxo sanguíneo a) injeção de vasoconstritor no plano subgaleal, b) inserção de suturas de bloqueio de polipropileno 2-0 ou nylon c) bisturis especiais para incisões no couro cabeludo.

PASSO 3: Incisão

A primeira marca é efectuada na linha média e as marcas subsequentes são efectuadas lateralmente a distâncias aproximadamente iguais da linha média (ver Fig. 4.5). A parte inicial da incisão é efectuada com uma lâmina no. 10 ou uma faca especial de diatermia, estendendo-se de uma linha temporal superior para a outra. As margens do retalho são levantadas e dissecadas. A extensão pré-auricular da incisão é efectuada dentro de uma prega cutânea pré-auricular até ao nível do lóbulo.

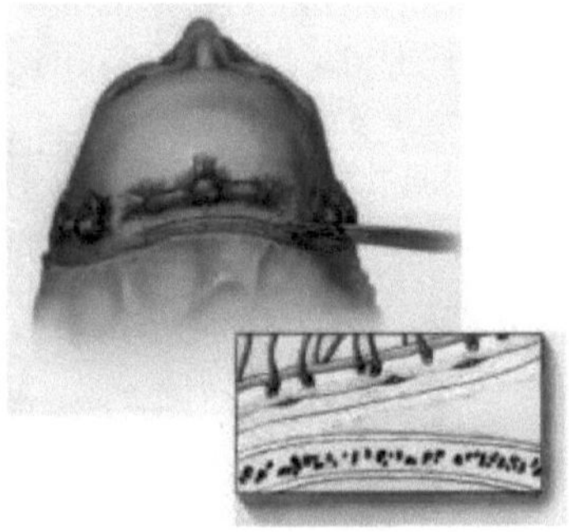

FIGURA 4.5 Cobertura do doente e incisão inicial. Os campos são fixados com agrafos e/ou suturas imediatamente a seguir ao local da incisão planeada.

ETAPA 4: Elevação do retalho coronal e exposição do arco zigomático Após a elevação das margens anterior e posterior da ferida em 1 a 2 cm, podem ser aplicados clips hemostáticos (clips de Raney) ou isolados e cauterizados os vasos hemorrágicos. A gaze pode ser retirada do couro cabeludo antes do encerramento, após a remoção da fila de clips que o acompanha.

O retalho pode ser elevado sobre o pericrânio com dissecção com os dedos, com elevadores periosteais rombos ou por corte posterior com um bisturi. Depois de o retalho ter sido dissecado anterior e inferiormente vários centímetros, deve ser possível everter o retalho de modo a que a superfície galeal seja superficial (ver Fig. 4.6). Dependendo do procedimento operatório, podem ser efectuados dois métodos de incisões periosteais para expor o esqueleto facial. Para a maioria dos procedimentos no terço médio da face, a dissecção do retalho continua anteriormente no plano fascial subgaleal até um ponto 3 a 4 cm superior aos rebordos supraorbitais. Utiliza-se um dedo para palpar e localizar as linhas temporais superiores e faz-se uma incisão horizontal através do pericrânio de uma linha temporal superior para a outra (ver Fig. 4.7). A incisão não deve ser alargada para além da linha temporal superior ou o músculo temporal será cortado e começará a sangrar. A dissecção subperiosteal continua então até aos rebordos supra-orbitais. **B:** Dissecção com bisturi. O retalho é levantado suavemente com retractores e/ou ganchos para manter uma tensão suave. A borda posterior (cega) do bisturi é apoiada no pericrânio e varrida para frente e para trás, permitindo que a ponta do bisturi incise o tecido subgaleal. Esta técnica é especialmente útil nos retalhos elevados pela segunda ou terceira vez, nos quais as aderências na camada subgaleal são mais comuns e devem ser incisadas com precisão.

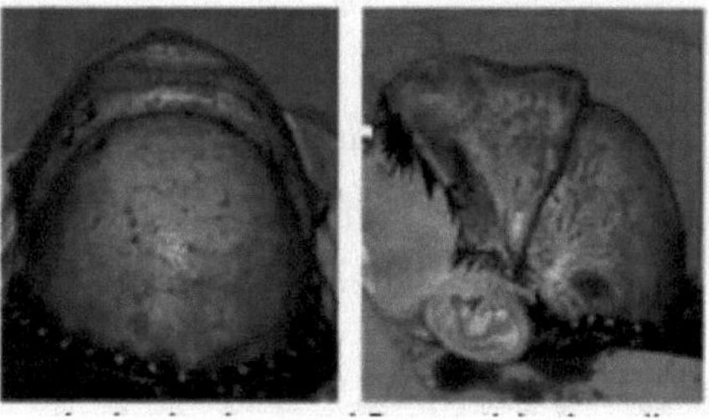

FIGURA 4.6 Fotografias que mostram o retalho coronal depois de ter sido dissecado até 3 a 4 cm dos rebordos supra-orbitais. **A:** Vista superior e **(B)** vista lateral. Note-se que o retalho está suficientemente livre para permanecer passivamente invertido.

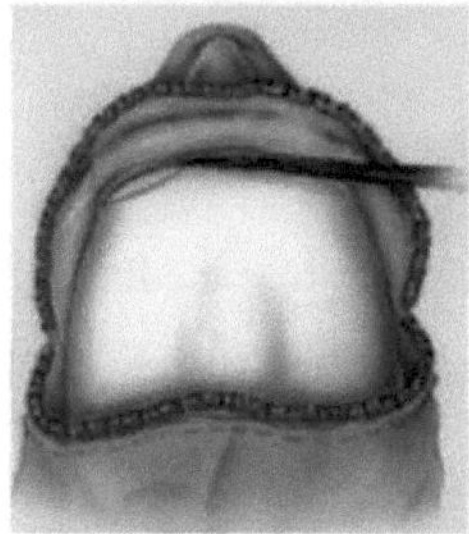

FIGURA 4.7 Incisão do periósteo ao longo da testa, de uma linha temporal superior para a outra. A incisão através do periósteo deve ser 3 a 4 cm superior aos rebordos orbitais.

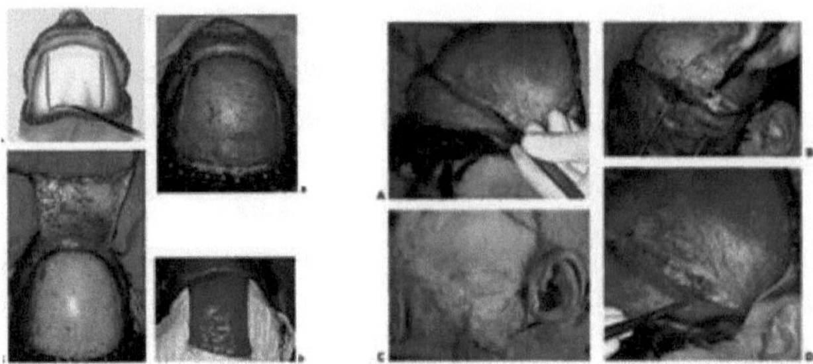

FIGURA 4.8 A: Ilustração mostrando as incisões para o desenvolvimento de um retalho pericraniano. Fotografias que mostram as incisões através do pericrânio **(B)**, o retalho pericraniano após elevação **(C)** e o retalho pericraniano *in situ* **(D)** demonstrando a vasculatura

FIGURA 4.9 Incisão através da camada superficial da fáscia temporal.

PASSO 5: Exposição subperiosteal das zonas periorbitais

Esta manobra envolve a dissecção no plano subperiosteal completamente à volta do feixe, incluindo no interior da órbita. A retração adicional do retalho inferiormente pode ser realizada por dissecção subperiosteal nas órbitas. O conteúdo orbital ligado ao tubérculo orbital lateral é removido, permitindo a dissecção profunda na órbita lateral. A dissecção pode prosseguir ao longo do dorso até à ponta nasal, se necessário (ver Fig. 4.10). Um método simples para identificar e cauterizar a artéria etmoidal é remover o periósteo ao longo do teto da órbita e inferiormente ao ponto em que a artéria perfura a parede orbital medial.

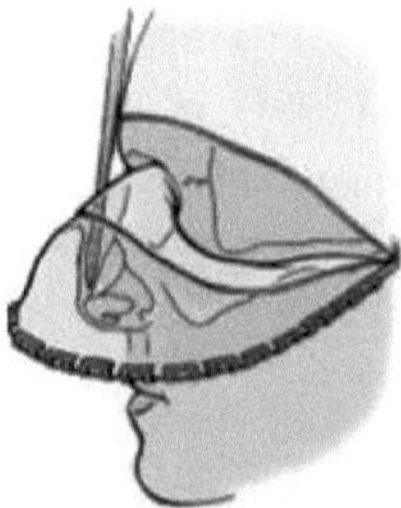

FIGURA 4.10 Dissecção inferiormente à ponta do nariz com um elevador periosteal.

Após as dissecções, as regiões superior e média da face ficam completamente expostas (ver Fig. 4.11). Toda a órbita é dissecada desde os rebordos orbitais até ao ápice; a única estrutura remanescente é o tendão cantal medial, a menos que tenha sido intencional ou inadvertidamente retirado.

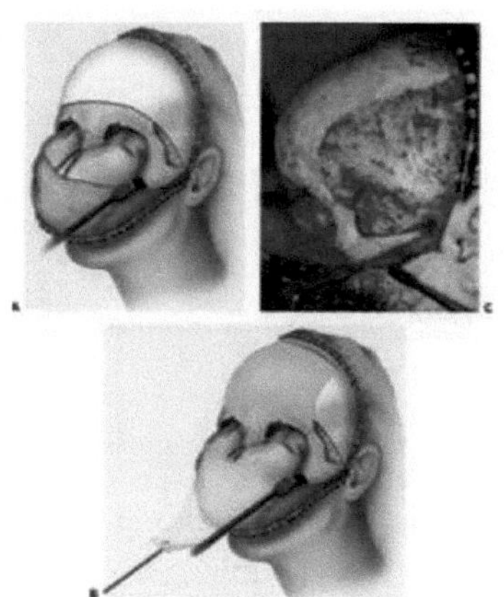

FIGURA 4.11 Quantidade de exposição obtida com a dissecção completa dos ossos faciais superior e médio
utilizando a abordagem coronal.

PASSO 6. Exposição da Fossa Temporal

O acesso à fossa temporal é obtido através da remoção da borda anterior do músculo temporal das superfícies temporais dos ossos zigomático, temporal e frontal. Se necessário, todo o músculo temporal é retirado subperiostealmente da fossa temporal, mas deve ter-se o cuidado de preservar o fornecimento de sangue ao músculo temporal.

ETAPA 7: Exposição da articulação temporomandibular e/ou do côndilo/ramo mandibular

O acesso à região da ATM é obtido através de uma dissecção abaixo do arco zigomático. Uma incisão através do periósteo, imediatamente inferior à inserção da cápsula da ATM no colo do côndilo, expõe o colo do côndilo.

PASSO 8. Colheita de enxertos ósseos cranianos

Se a incisão através do pericrânio for efectuada imediatamente acima das órbitas, outra incisão periosteal na região do bojo parietal permite a exposição para a colheita de um enxerto ósseo (ver Fig. 4.12A e B). No caso de um retalho pericraniano ter sido elevado, os enxertos ósseos são colhidos diretamente do crânio exposto (Fig. 4.12C e D) após dissecção subperiosteal posterior a partir do ponto da incisão coronal original.

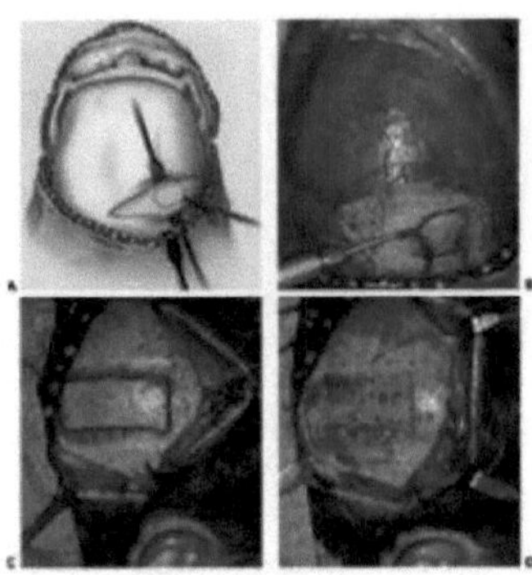

FIGURA 4.12 Colheita de enxerto ósseo utilizando a abordagem coronal. Ilustração **(A)** e fotografia **(B)** mostrando a colheita de um enxerto quando a incisão pericraniana se encontra imediatamente acima dos rebordos orbitais. Quando se utiliza uma abordagem pericraniana, o osso pode ser colhido diretamente **(C, D)**.

PASSO 9. Encerramento

A drenagem por sucção fechada pode ser empregue utilizando um dreno plano que sai da região pilosa do couro cabeludo posterior à incisão. As suturas 3-0 de reabsorção lenta ou permanentes, passadas através da superfície profunda do periósteo da região malar, são fixadas à fáscia temporal ou a outra estrutura estável. Se as estruturas anatómicas não tiverem sido rompidas, pode ser realizada uma cantopexia adequada suturando a porção anterior do tendão cantal lateral à volta da parte anterior do rebordo orbital lateral e fixando-o a um parafuso ósseo, a um orifício no osso ou à fáscia temporal.

Um método fácil envolve a realização de furos através do bordo posterior do rebordo orbital e a sutura do bordo anterior do músculo temporal com suturas 3-0 de reabsorção lenta. O encerramento do periósteo à volta do rebordo orbital lateral é efectuado com suturas reabsorvíveis 4-0. Não é necessário fechar a incisão periosteal horizontal ao longo da testa. O periósteo nesta área é fino e não segura as suturas. O fecho da incisão coronal permite uma aproximação aceitável dos tecidos periosteais.

A incisão no couro cabeludo é fechada em duas camadas com suturas 2-0 de reabsorção lenta através da gálea/tecidos subcutâneos e suturas cutâneas 2-0 de reabsorção ou permanentes (nas crianças são utilizadas suturas mais pequenas), ou agrafos. Os pensos de pressão são opcionais.

Técnica de incisão hemicoronal:

A abordagem hemicoronal é uma técnica cirúrgica que envolve a realização de uma incisão ao longo da lateral da cabeça, estendendo-se desde a região temporal até ao aspeto posterior da cabeça. Esta abordagem permite o acesso a várias estruturas dentro do crânio, incluindo a testa, a órbita e a fossa craniana anterior. O termo "hemicoronal" sugere que a incisão é feita num dos lados da cabeça e é frequentemente utilizado para procedimentos como cirurgias craniofaciais, determinadas intervenções neurocirúrgicas ou procedimentos reconstrutivos.

Vantagens: Permite o acesso à parte superior da face, incluindo o osso frontal, as órbitas e o esqueleto facial superior, cicatrizes mínimas visíveis, acesso direto à anatomia visada.

Utilizações: procedimentos de remodelação da abóbada craniana para o tratamento de craniossinostoses, disostoses craniofaciais, descompressão orbital, cirurgia do seio frontal, ressecção de tumores.

Complicações: pode ocorrer queda de cabelo se houver danos no folículo piloso, infeção, hematoma, fuga de líquido cefalorraquidiano.

Etapa 1: localização da linha de incisão e preparação

São tidos em conta dois factores na conceção da linha de incisão. O primeiro é a linha do cabelo do doente. Nos homens, deve ser considerada a recessão da linha do cabelo no pico da viúva e nos vales temporais laterais. Nos homens calvos, a incisão pode ser colocada ao longo de uma linha que se estende de uma área pré-auricular à outra, vários centímetros atrás da linha do cabelo (ver Fig. 4.3), ou mesmo mais posteriormente. Nos homens que não são calvos e na maioria das mulheres, a incisão pode ser curvada anteriormente no vértice, paralelamente mas permanecendo 4 a 5 cm dentro da linha do cabelo (ver Fig. 4.4). Nas crianças, a incisão é preferencialmente colocada bem atrás da linha do cabelo para permitir a migração da cicatriz com o crescimento. Nos doentes negros com cabelo curto, a formação de quelóides é também uma preocupação. Podem ser utilizadas incisões em ziguezague para tornar as cicatrizes menos perceptíveis. Se for planeada uma incisão hemicoronal, a incisão curva-se para a frente na linha média, terminando imediatamente a seguir à linha do cabelo. A curvatura anterior da incisão hemicoronal proporciona o relaxamento necessário para a retração do retalho. O segundo fator considerado ao conceber a localização da incisão é a extensão do acesso inferior necessário para o procedimento. A depilação da cabeça antes da incisão não é clinicamente necessária para a esterilidade e deve ser personalizada para a exposição cirúrgica e para as preferências do doente. Os cabelos compridos podem ser presos em tufos, com elásticos colocados antes ou depois da preparação estéril. Esta medida minimiza o incómodo causado pelo cabelo solto no campo cirúrgico.

ETAPA 2: Técnicas hemostáticas

A perda de sangue da incisão coronal é maior no início e no fim da cirurgia. Podem ser utilizadas 3 técnicas para reduzir o fluxo sanguíneo: a) Injeção de vasoconstritor no plano subgaleal; b) Inserção de suturas de bloqueio de polipropileno 2-0 ou nylon; c) Bisturis especiais para incisões no couro cabeludo.

d) Clips de Raney

PASSO 3: Incisão

Começar a incisão na região temporal, frequentemente acima da orelha. Curvar a incisão para cima ao longo da linha do cabelo temporal. Prolongar a incisão posteriormente ao longo da região temporal, curvando-se para cima em direção à região parietal. A extensão temporal permite o acesso a estruturas em redor da testa e da parte lateral do crânio.

Continuar a incisão ao longo da região parietal, seguindo o contorno do crânio. O comprimento da extensão parietal é determinado pelos objectivos cirúrgicos e pela área específica do crânio que precisa de ser acedida. Prolongar a incisão em direção ao aspeto posterior da cabeça, seguindo a curva natural do crânio. A extensão pode variar consoante o procedimento específico e a necessidade de acesso a estruturas na região posterior do crânio. Dependendo da abordagem cirúrgica, a incisão hemicoronal pode terminar perto da linha média ou continuar através da linha média para criar uma incisão coronal. A decisão de terminar na linha média é baseada na preferência do cirurgião, nos objectivos cirúrgicos e na necessidade de acesso bilateral.

PASSO 4: Elevação do retalho coronal

Elevar um retalho de tecido de espessura total, incluindo o periósteo, para expor as estruturas ósseas subjacentes. O retalho pode ser elevado anteriormente para acesso à testa e à órbita e posteriormente para acesso à região posterior do crânio.

PASSO 5: Exposição subperiosteal das zonas periorbitais

Esta manobra envolve a dissecção no plano subperiosteal completamente à volta do feixe, incluindo no interior da órbita. A retração adicional do retalho inferiormente pode ser realizada por dissecção subperiosteal nas órbitas. O conteúdo orbital ligado ao tubérculo orbital lateral é removido, permitindo a dissecção profunda na órbita lateral. A dissecção pode prosseguir ao longo do dorso até à ponta nasal, se necessário (ver Fig. 4.10). Um método simples para identificar e cauterizar a artéria etmoidal consiste em remover o periósteo ao longo do teto da órbita e inferiormente ao ponto em que a artéria perfura a parede orbital medial.

PASSO 6. Exposição da Fossa Temporal

O acesso à fossa temporal é obtido através da remoção da borda anterior do músculo temporal das superfícies temporais dos ossos zigomático, temporal e frontal. Se necessário, todo o músculo temporal é retirado subperiostealmente da fossa temporal, mas deve ter-se o cuidado de preservar o fornecimento de sangue ao músculo temporal.

ETAPA 7: Exposição da articulação temporomandibular e/ou do côndilo/ramo mandibular

O acesso à região da ATM é obtido através de uma dissecção abaixo do arco zigomático. Uma incisão através do periósteo, imediatamente inferior à inserção da cápsula da ATM no colo do côndilo, expõe o colo do côndilo.

ETAPA 8: Encerramento

A drenagem por sucção fechada pode ser empregue utilizando um dreno plano que sai da região pilosa do couro cabeludo posterior à incisão. As suturas 3-0 de reabsorção lenta ou permanentes, passadas através da superfície profunda do periósteo da região malar, são fixadas à fáscia temporal ou a outra estrutura estável. Se as estruturas anatómicas não tiverem sido rompidas, pode ser realizada uma cantopexia adequada suturando a porção anterior do tendão cantal lateral à volta da parte anterior do rebordo orbital lateral e fixando-o a um parafuso ósseo, a um orifício no osso ou à fáscia temporal.

O encerramento do periósteo à volta do rebordo orbital lateral é efectuado com suturas reabsorvíveis 4-0. Não é necessário fechar a incisão periosteal horizontal ao longo da testa. O periósteo nesta área é fino e não segura as suturas. O fecho da incisão coronal permite uma aproximação aceitável dos tecidos periosteais.

A incisão no couro cabeludo é fechada em duas camadas com suturas 2-0 de reabsorção lenta através da gálea/tecidos subcutâneos e suturas cutâneas 2-0 de reabsorção ou permanentes (nas crianças são utilizadas suturas mais pequenas), ou agrafos. Os pensos de pressão são opcionais.

Incisões alternativas

A principal diferença entre estas técnicas cirúrgicas é a posição da incisão na pele. Uma modificação importante foi a colocação da incisão atrás da orelha (ver Fig. 4.13) (5,6).

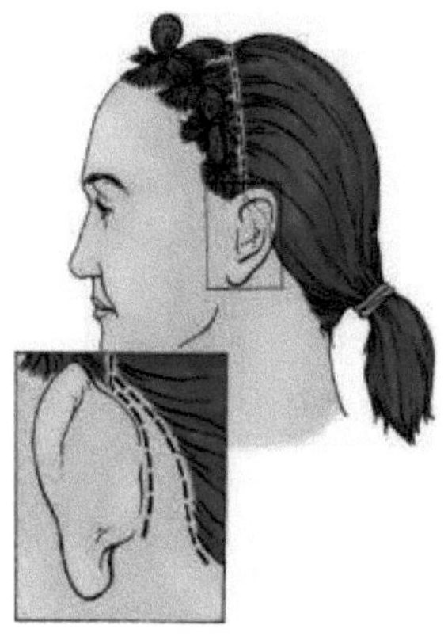

FIGURA 4.13 Colocação pós-auricular da incisão coronal. A incisão pode ser alargada para o sulco pós-auricular ou dentro da linha do cabelo.

Mesmo com incisões bem colocadas, a cicatriz que se forma pode produzir uma separação do cabelo que pode tornar-se visível quando o cabelo está molhado, como durante a natação. Uma modificação da incisão tem sido a utilização de uma incisão em ziguezague em vez de uma incisão reta na linha do cabelo (ver Fig. 4.14A e B) (7). A incisão em ziguezague ajuda a quebrar a cicatriz e a torná-la menos percetível, mesmo quando o cabelo é usado curto (Fig. 4.14C). A principal desvantagem desta incisão é o aumento do tempo necessário para o encerramento.

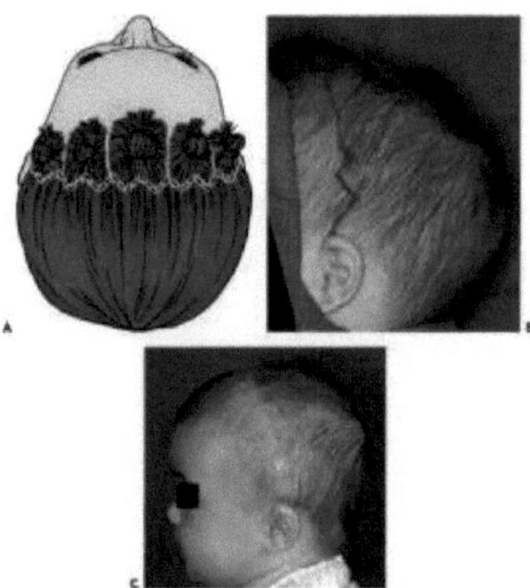

FIGURA 4.14 Incisão em ziguezague para tornar a cicatriz menos óbvia. **A:** Ilustração mostrando a incisão em ziguezague em toda a incisão. Em alternativa, o ziguezague pode ser utilizado apenas nas áreas temporais com uma incisão reta ao longo do vértice **(B).** A cicatriz resultante torna-se menos percetível **(C).**

REFERÊNCIAS

1. Shepherd DE, Ward-Booth RP, Moos KF. A morbidade dos retalhos bicoronais em cirurgia maxilofacial. *Br J Oral Max Surg.* 1985;23:1.
2. Furnas DW. Pontos de referência para o tronco e a divisão temporofacial do nervo facial. *Br J Surg.* 1965;52:694.
3. Al-Kayat A, Bramley P. Uma abordagem pré-auricular modificada à articulação temporomandibular e ao arco malar. *Br J Oral Surg.* 1979;17:91.
4. Rontal E, Rontal M, Guilford FT. Anatomia cirúrgica da órbita. *Ann OtoRhinol Laryn* 1979;88:382-386.
5. Polley JW, Cohen M. A incisão coronal retroauricular. *Scand J Plast Reconstr Hand Surg.* 1992;26:79.
6. Posnick JC, Goldstein JA, Clokie C. Vantagens da incisão coronal pós-auricular. *Ann Plast Surg.* 1992;29:114.

7. Munro IR, Fearon JA. A incisão coronal revisitada. *Plast Reconstr Surg*.1994;93:185.

CAPÍTULO 5

APROXIMAÇÕES À MAXILA

Introdução

O esqueleto médio-facial e mandibular pode ser facilmente exposto através de incisões colocadas no interior da cavidade oral. As vantagens desta abordagem são a rapidez, a segurança, a excelente exposição e a cicatriz oculta. Existem duas variações: a abordagem degloving do terço médio da face e a abordagem Weber-Fergusson, que combina a abordagem vestibular com incisões transcutâneas.

Anatomia cirúrgica

Nervo Infraorbital

A única estrutura neurovascular importante que deve ser negociada durante os procedimentos na região médio-facial é o feixe neurovascular infra-orbital. As veias que acompanham o nervo infra-orbital são cirurgicamente insignificantes. O nervo sai do forame infraorbitário, 7 a 10 mm inferiormente ao rebordo infraorbitário, imediatamente medial à sutura zigomaticomaxilar, ou aproximadamente nos terços médio e medial da órbita.\

Musculatura nasolabial

Os músculos importantes são o grupo nasal, o levantador dos lábios superiores alaeque nasi, o levantador dos lábios superiores, o levantador do ângulo do olho e o orbicular do olho. Vários grupos musculares elevam o lábio superior. O músculo levantador dos lábios superiores nasal nasce do processo frontal da maxila ao longo do nariz e passa obliquamente em dois segmentos. O elevador dos lábios superiores nasce da margem infra-orbitária da maxila, abaixo do orbicular do olho. Quando os elevadores do lábio superior se separam da sua origem, pode ocorrer uma viragem para baixo do canto da boca, uma vez que os depressores da boca ficam sem oposição.

Almofada de gordura bucal

A almofada adiposa bucal é constituída por um corpo principal e quatro extensões: bucal, pterigoide, superficial e temporal profunda. O corpo está posicionado centralmente.

A extensão vestibular situa-se superficialmente na bochecha, e as extensões pterigoide e temporal situam-se mais profundamente.

Abordagem vestibular maxilar

Utilizações: procedimentos no seio maxilar, como aumento do seio, elevação do seio e cirurgia endoscópica, extração de dentes impactados, tratamento de fracturas maxilares ou remoção de patologias, aumento do rebordo alveolar.

Vantagens: Sem cicatrizes externas, acesso direto à anatomia alvo, redução do

risco de lesão de estruturas vitais.
Complicações: deiscência da ferida, infeção, lesão do nervo alveolar, fístula oroantral, atraso na cicatrização da ferida.

Técnica

PASSO 1: Injeção de vasoconstritor

A mucosa oral, a submucosa e os músculos faciais são exuberantemente vascularizados.

A injeção submucosa de um vasoconstritor pode reduzir drasticamente a quantidade de hemorragia durante a incisão e a dissecção.

PASSO 2: Incisão

A incisão é normalmente colocada cerca de 3 a 5 mm acima da junção mucogengival (ver Fig. 5.1).

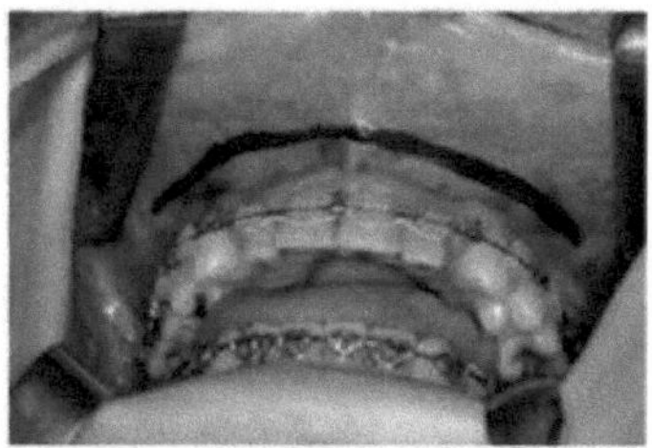

FIGURA 5.1 Fotografia mostrando a localização da incisão, 3 a 5 mm superior à junção mucogengival.

PASSO 3: Dissecção Subperiosteal do Maxilar Anterior e do Zigoma

Os elevadores periosteais são utilizados para elevar os tecidos no plano subperiosteal. Primeiro, elevando os tecidos superiores, depois os tecidos ao longo da abertura piriforme e, em seguida, os tecidos posteriores atrás do contraforte zigomaticomaxilar. A perfuração do periósteo na zona ou atrás do pilar zigomático-maxilar provoca a herniação do coxim adiposo bucal para o campo cirúrgico, o que constitui um incómodo durante a cirurgia.

PASSO 4: Dissecção submucosa da cavidade nasal

Com um bisturi, faz-se uma incisão horizontal no topo da espinha nasal anterior, libertando o septo cartilaginoso do topo da espinha. A borda da abertura piriforme é fina e afiada, e a mucosa nasal é aderente. A dissecção da parede lateral do nariz é efectuada através da inserção suave de um elevador periosteal entre a mucosa nasal e a parede lateral da cavidade nasal. A borda posterior do assoalho nasal é aproximadamente 45 mm posterior à abertura piriforme.

PASSO 5. Encerramento

A restituição dos músculos nasolabiais é efectuada em três etapas uniformes durante o encerramento da incisão vestibular maxilar. O primeiro passo envolve a identificação e a reposição das bases alares, o segundo envolve a eversão do tubérculo e do vermelhão, e o último envolve o encerramento da mucosa. Recomenda-se o fechamento da incisão vestibular maxilar com avanço em V-Y, onde a incisão foi colocada ao longo da base do nariz e foi feita a dissecção subperiosteal dos tecidos ao longo da abertura piriforme. No prazo de 7 a 10 dias, a plenitude instala-se gradualmente e regressa um aspeto mais normal. A partir da área canino-canina, a sutura é passada perto dos bordos das incisões para evitar a acumulação da mucosa, o que irá enrolar o lábio para dentro e reduzir a quantidade de vermelhão exposto. (ver Fig. 5.2).

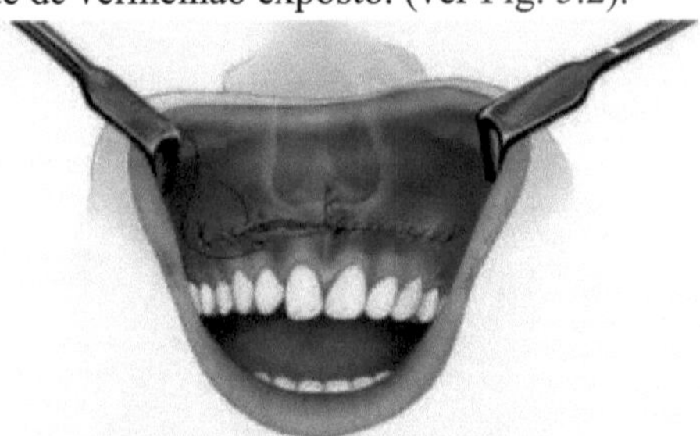

FIGURA 5.2 O resto da incisão é fechado de modo a que o bordo superior seja puxado anteriormente.

Abordagem de degloving médio-facial

A abordagem degloving combina incisões maxilares vestibulares com incisões endonasais. A maior vantagem desta abordagem é o facto de as cicatrizes ficarem escondidas.

Vantagens: Acesso à maxila, osso nasal, órbitas e osso zigomático, preservação da estética facial.

Utilizações: Utilizado habitualmente em osteotomias LeFort I, II e III, ressecção de tumores na região média da face, reparação de fracturas orbitais e reconstrução nasal.

Complicações: Deiscência da ferida, infeção, lesão dos vasos, hematoma, fístula oroantral, atraso na cicatrização da ferida.

Técnica

PASSO 1: Vasoconstrição e preparação

É preferível a anestesia geral com intubação endotraqueal oral ou submental. Procede-se à infiltração de um vasoconstritor na mucosa vestibular. As vibrissas nasais são raspadas e limpas com solução de iodopovidona. Uma combinação de compressas intranasais e injecções de vasoconstritor ajuda a hemostase durante a cirurgia.

PASSO 2: Incisões intranasais

Para efetuar esta abordagem, são necessárias três incisões intranasais ligadas entre si: incisões intercartilaginosas bilaterais, transfixação completa e abertura piriforme bilateral (ver Fig. 5.3). A incisão intercartilaginosa (incisão do limen vestibuli) divide a junção das cartilagens laterais superior e inferior.

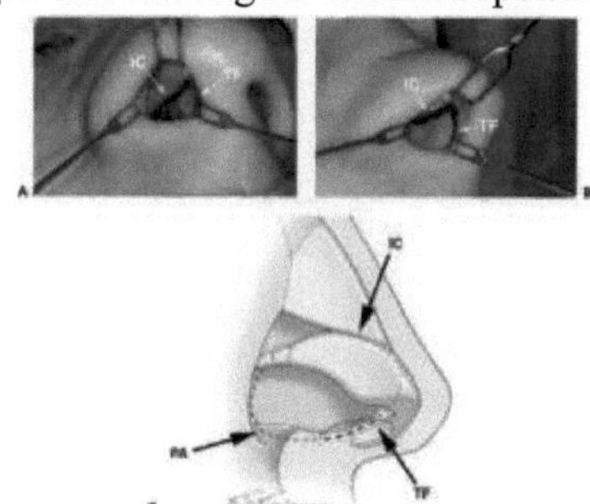

FIGURA 5.3 Incisões intranasais para a abordagem de degloving facial. Fotografia frontal **(A)**, fotografia lateral **(B)** e ilustração **(C)** mostrando as três incisões intranasais que são necessárias para "libertar" a ponta nasal do esqueleto osteocartilaginoso do nariz. *IC*, Intercartilaginoso; *TF*, incisão transfixante; *PA*, incisão da abertura piriforme.

ETAPA 3: Exposição do dorso e da raiz nasal

O acesso ao dorso e à raiz nasal é obtido através da incisão intercartilaginosa. Elevadores periosteais afiados, como o Cottle, Joseph ou Freer, são úteis para a dissecção subperiosteal dos ossos nasais até o nível necessário para o procedimento cirúrgico.

PASSO 4: Incisão maxilar vestibular e exposição subperiosteal

São utilizadas as mesmas incisões para refletir como descrito anteriormente. A elevação do lábio e da columela com um gancho de pele permite que a ponta nasal seja "descolada" do septo nasal e das cartilagens laterais superiores.

PASSO 5. Osteotomias do meio da face

A pirâmide nasal pode ser removida para proporcionar um melhor acesso ao ducto nasofrontal e/ou à placa cribriforme. A maxila anterior pode ser removida para expor os seios maxilares e/ou etmoidais.

PASSO 6. Encerramento

Se os tendões cantálicos mediais tiverem sido removidos durante a cirurgia, devem ser cuidadosamente recolocados nas suas fixações ao processo frontal da maxila e ao osso lacrimal. Os tecidos moles são então recobertos e a ponta nasal é recolocada em posição. As incisões nos tecidos moles intranasais podem ser reaproximadas com suturas reabsorvíveis 4-0.

Abordagem transpalatal:

A abordagem transpalatina é uma técnica cirúrgica utilizada para aceder à maxila posterior e às estruturas dentro da fossa pterigopalatina. Esta abordagem implica a realização de uma incisão através do palato duro para permitir o acesso direto à área visada. A abordagem transpalatal é normalmente utilizada em cirurgias maxilofaciais e da base do crânio, incluindo procedimentos como a ressecção de tumores, cirurgia dos seios nasais ou acesso à fossa pterigopalatina para várias intervenções.

Vantagens: Acesso direto ao seio maxilar, palato e osso circundante, sem cicatrizes extra-orais.

Utilizações: cirurgia do seio maxilar, incluindo aumento do seio, elevação do seio e cirurgia endoscópica do seio, cirurgia ortognática, septoplastia.

Complicações: lesão do nervo palatino, hematoma, infeção, fístula oroantrl, deiscência da ferida palatina, atraso na cicatrização.

PASSO 1: Marcação da incisão

Planear a incisão ao longo do palato duro, normalmente na linha média ou ligeiramente descentrada, com base nos objectivos cirúrgicos.

PASSO 2: Injeção de vasoconstritor

Administrar anestesia local no palato duro para minimizar o desconforto do doente durante o procedimento.

PASSO 3: Incisão

Fazer uma incisão na linha média através da mucosa do palato duro utilizando um bisturi ou um electrocautério. A incisão estende-se posteriormente até à extensão desejada com base nos objectivos cirúrgicos.

PASSO 4: Dissecção dos tecidos moles

Dissecar os tecidos moles para expor o palato duro subjacente. É necessário ter cuidado para evitar danificar estruturas importantes, como os principais vasos sanguíneos ou nervos.

PASSO 5: Remoção do osso palatino

Criar uma janela óssea no palato duro utilizando uma broca ou um osteótomo. O tamanho e a forma da janela óssea dependem do procedimento específico e da área visada.

PASSO 6: Encerramento

Fechar a incisão por camadas, assegurando o alinhamento correto dos tecidos. São normalmente utilizadas suturas absorvíveis para o fecho.

Abordagem de Weber-Fergusson ao esqueleto médio-facial

Anatomia cirúrgica

O músculo orbicularis oris não é uma banda circunferencial no meio do lábio superior, como é habitualmente retratado. As fibras do músculo orbicular da boca inserem-se no lábio na zona do filtro. Os músculos levantadores dos lábios superiores originam-se profundamente à porção orbital dos músculos orbiculares dos olhos e descem superficialmente aos músculos orbiculares dos olhos, contribuindo para a maior parte dos dois terços inferiores das colunas filtrais.

Vantagens: Acesso direto ao terço médio da face, incluindo maxila, órbitas, arco zigomático e ossos faciais adjacentes, excelente exposição ao aspeto lateral da órbita e do terço médio da face, preservação das estruturas vitais.

Utilizações: reparação de fracturas orbitais, redução da fratura zigomática, osteotomias maxilares, ressecção de tumores na face média

Complicações: cicatrizes visíveis, queda de cabelo nos homens na região do filtro, hematoma, infeção, atraso na cicatrização da ferida.

Técnica

PASSO 1: Injeção de vasoconstritor

A injeção de anestesia local com epinefrina e a utilização de técnicas de anestesia geral hipotensivas reduzem a hemorragia associada à cirurgia do terço médio da face.

PASSO 2: Incisão

Lábio: O bordo vermelhão-cutâneo deve ser tatuado com azul de metileno antes da injeção de vasoconstritor. Um desfasamento de até 1 mm é visível à distância de uma conversa. A incisão mais agradável do ponto de vista estético é efectuada através da linha média (ver Fig. 5.4A).

Subnasal: A extensão subnasal prossegue em torno da base da columela e logo abaixo do rolo da narina. Manter a incisão 1 a 2 mm lateral à base facilitará a sutura no encerramento, mas será estético.

Nasal lateral: A incisão nasal lateral prossegue ao longo do limite topográfico entre a bochecha e o nariz (Fig. 5.4). Pode ocorrer hemorragia de um ramo alar da artéria labial superior.

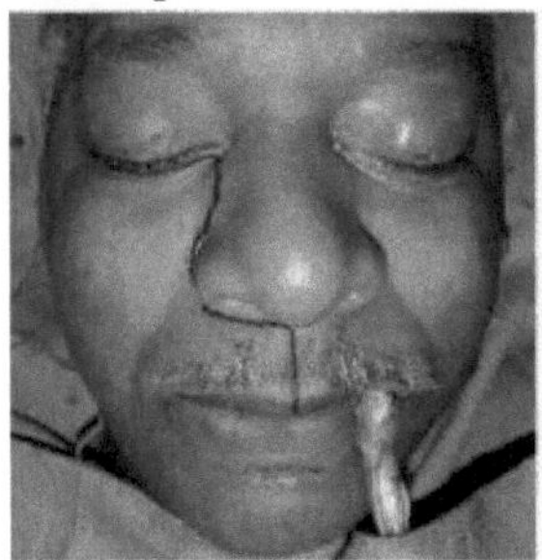

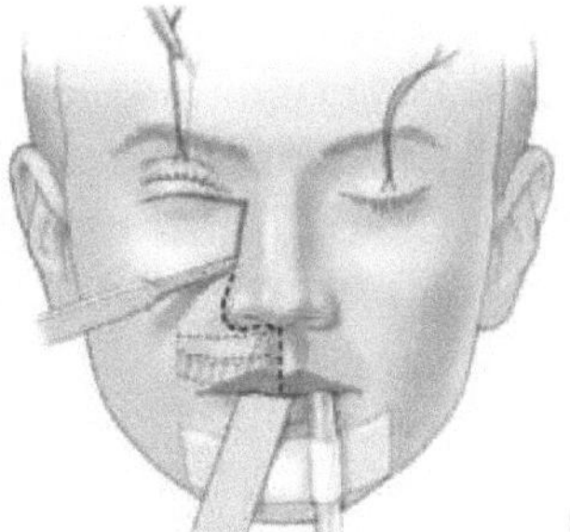

FIGURA 5.4 Ilustração das incisões de Weber-Fergusson.

A extensão para a pálpebra superior pode envolver duas vias - uma na pálpebra superior e outra na pálpebra inferior.

Extensão da pálpebra superior: Se for necessária a exposição etmoidal, pode ser efectuada a extensão da incisão nasal lateral superiormente em direção à sobrancelha medial. Esta incisão é medial ao canto medial e o tendão cantal medial pode ser retirado da sua origem óssea. Se a exenteração orbital for planeada juntamente com a maxilectomia, a incisão nasal lateral é prolongada para a pálpebra superior na prega da blefaroplastia, que termina aproximadamente 6 mm acima do canto lateral. Extensão da pálpebra inferior: Se for necessário aceder apenas à maxila, a incisão nasal lateral é prolongada lateralmente para a pálpebra inferior. O nível da incisão pode ser uma prega subciliar, uma prega subtarsal (pálpebra média) ou a prega do bordo infra-orbital. Incisão intra-oral: A incisão ao longo do processo alveolar pode ser efectuada num de dois locais, dependendo dos requisitos do caso: na mucosa vestibular ou em torno das margens cervicais dos dentes. Quando existem grandes espaços edêntulos, a incisão vestibular deve ser deslocada inferiormente para a crista do rebordo alveolar.

PASSO 3: Dissecção do retalho da maxila

Depois de a pele ter sido incisada, o retalho é elevado da face do maxilar superior ou subperiostealmente. Quando o feixe neurovascular infraorbitário é encontrado durante a elevação do retalho, pode ser preservado ou transeccionado, consoante as necessidades cirúrgicas. Se o nervo infra-orbital tiver de ser sacrificado, é incisado no forame.

ETAPA 4: Encerramento

Dependendo dos requisitos cirúrgicos, a margem de tecido mole cru no interior do retalho da bochecha pode ser enxertada com pele de espessura parcial. O encerramento de grandes dissecções faciais exige a restauração de pontos fixos para evitar a distorção causada pela perda de suporte esquelético devido à ressecção do tumor, bem como pela dissecção do retalho das suas origens ósseas. A sutura transnasal (alar cinch é descrita no texto anterior para abordagem vestibular) deve ser realizada quando toda a região piriforme é liberada. Uma sutura é então passada através da junção mucocutânea do lábio superior para realinhar corretamente este importante ponto de referência.

Modificação da incisão de Weber-Fergusson:

a. Extensão do Borle
b. Modificação de Dieffenbach
c. Alteração do Leed

Extensão do Borle

Técnica

PASSO 1: Injeção de vasoconstritor

A injeção de anestesia local com epinefrina e a utilização de técnicas de anestesia geral hipotensivas reduzem a hemorragia associada à cirurgia do terço médio da face.

PASSO 2: Incisão

Lábio: O bordo vermelhão-cutâneo deve ser tatuado com azul de metileno antes da injeção do vasoconstritor. Um desfasamento de até 1 mm é visível à distância de uma conversa. A incisão mais agradável do ponto de vista estético é efectuada através da linha média.

Subnasal: A extensão subnasal prossegue em torno da base da columela e logo abaixo do rolo da narina. Manter a incisão 1 a 2 mm lateral à base facilitará a sutura no fecho e será estético.

Nasal lateral: A incisão nasal lateral prossegue ao longo do limite topográfico entre a bochecha e o nariz. Pode ocorrer hemorragia de um ramo alar da artéria labial superior.

A extensão para a pálpebra superior pode envolver duas vias - uma na pálpebra superior e outra na pálpebra inferior.

Extensão da pálpebra superior: Se for necessária a exposição etmoidal, pode ser efectuada a extensão da incisão nasal lateral superiormente em direção à sobrancelha medial. Esta incisão é medial ao canto medial e o tendão cantal medial pode ser retirado da sua origem óssea. Se a exenteração orbital for planeada juntamente com a maxilectomia, a incisão nasal lateral é prolongada para a pálpebra superior na prega da blefaroplastia, que termina aproximadamente 6 mm acima do canto lateral.

Extensão da pálpebra inferior: Se for necessário aceder apenas à maxila, a incisão nasal lateral é prolongada lateralmente para a pálpebra inferior. O nível da incisão pode ser uma prega subciliar, uma prega subtarsal (pálpebra média) ou a prega do bordo infra-orbital. Incisão intra-oral: A incisão ao longo do processo alveolar pode ser efectuada num de dois locais, dependendo das necessidades do caso: na mucosa vestibular ou à volta das margens cervicais dos dentes. Quando existem grandes espaços edêntulos, a incisão vestibular deve ser deslocada inferiormente para a crista do rebordo alveolar.

Para uma melhor estética pós-operatória, **Hernandes Altemir** sugeriu uma modificação da incisão em que a incisão em linha reta no lábio é deslocada da linha média e colocada no filtro. Esta incisão permite um melhor acesso à maxila e a ressecção desimpedida de tumores dos aspectos anterior e superior da maxila, podendo também ser utilizada para ajudar a balançar a maxila lateralmente enquanto esta é pediculada para o retalho da bochecha. A extensão da incisão (extensão de Borle) do canto lateral do olho para a região temporal em forma de ponto de interrogação (Fig. 1) quando a construção do defeito da maxilectomia é planeada com um retalho do músculo temporal. Não é necessária uma segunda incisão para colher o retalho do músculo temporal, o que é uma vantagem desta modificação. Não há edema periorbital, lesão do nervo facial ou ectrópio no pós-operatório (Fig. 3). Quando o grande defeito tem de ser coberto por um retalho temporal, a parte em forma de ponto de interrogação da incisão pode ser prolongada superiormente.

PASSO 3: Dissecção do retalho da maxila

Depois de a pele ter sido incisada, o retalho é elevado da face do maxilar superior ou subperiostealmente. Quando o feixe neurovascular infraorbitário é encontrado durante a elevação do retalho, pode ser preservado ou transeccionado, consoante as necessidades cirúrgicas. Se o nervo infra-orbital tiver de ser sacrificado, é incisado no forame.

ETAPA 4: Encerramento

Dependendo dos requisitos cirúrgicos, a margem de tecido mole cru no interior do retalho da bochecha pode ser enxertada com pele de espessura parcial. O encerramento de grandes dissecções faciais exige a restauração de pontos fixos para evitar a distorção causada pela perda de suporte esquelético devido à ressecção do tumor, bem como pela dissecção do retalho das suas origens ósseas. A sutura transnasal deve ser realizada quando toda a região piriforme é liberada. Uma sutura é então passada através da junção mucocutânea do lábio superior para realinhar adequadamente este importante ponto de referência.

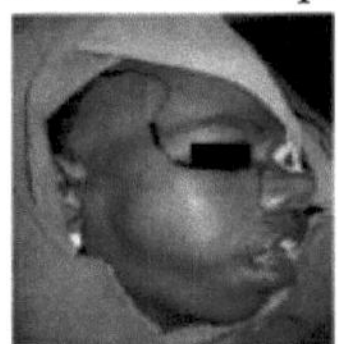

Incisão de Weber Fergusson com extensão temporal

Modificação de Dieffenbach

Nesta modificação, a abordagem clássica de Weber-Fergusson é efectuada. Uma vez que a incisão se aproxima da região cantal medial, é estendida lateralmente inferiormente à pálpebra inferior numa das pregas.

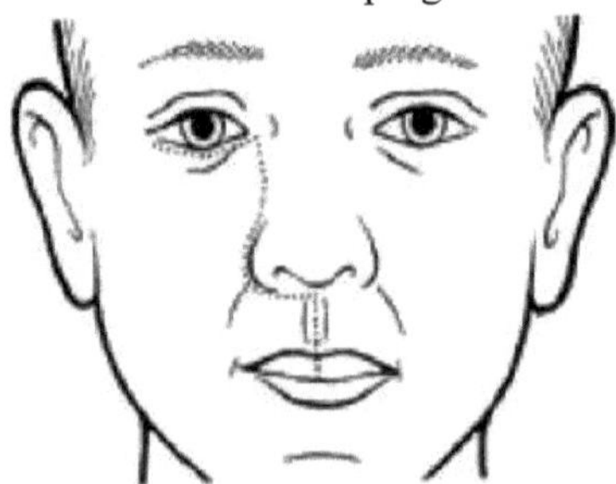

Alteração de Leeds

A modificação em relação à incisão clássica de Weber-Fergusson é indicada pelas letras na figura:

(a) Uma incisão em ângulo através do lábio permite um melhor alinhamento do bordo do vermelhão.

(b) A incisão sobre o filtro é efectuada em ziguezague para quebrar a linha da cicatriz e obter um melhor resultado estético. Esta manobra também ajuda a alinhar corretamente as duas metades do bordo do vermelhão.

(c) A incisão entra no vestíbulo nasal para evitar cicatrizes externas

(d) Neste caso, a incisão situa-se a meio caminho entre o sulco nasal e o dorso do nariz. A incisão é assim suportada pelo osso e cartilagem subjacentes, o que ajuda a cicatrização e evita que a cicatriz se desenhe.

(e) O delineamento de um grande retalho de pele sobre a parte superior do nariz proporciona um suporte subjacente ao retalho e permite um fornecimento de sangue muito melhor, evitando assim a necrose avascular e a rutura neste local.

(f) A incisão prossegue então através do saco conjuntival inferior. Deste modo, ultrapassam-se os problemas de ectrópio e linfedema. No encerramento, o saco conjuntival é suturado com uma sutura reabsorvível, deixando os nós enterrados.

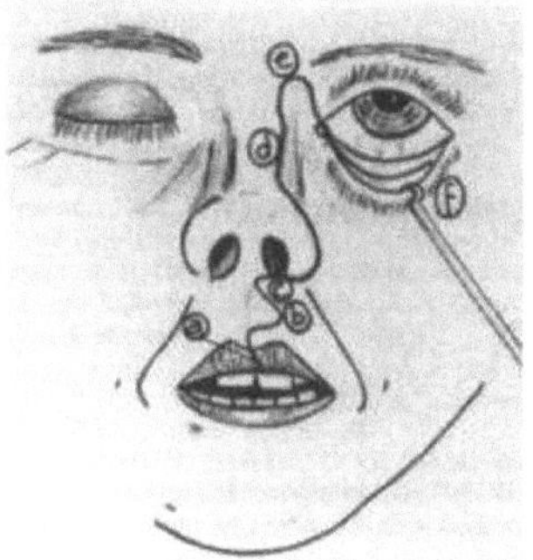

Alteração de Leeds

Procedimento Caldwell-Luc

O procedimento Caldwell-Luc, também conhecido como antrostomia maxilar, é um procedimento cirúrgico utilizado para aceder e tratar o seio maxilar. Esta abordagem envolve a criação de uma ligação entre o seio maxilar e a cavidade nasal, permitindo a drenagem, a ventilação e a remoção de tecido patológico. O procedimento é normalmente realizado para tratar doenças como a sinusite crónica, quistos do seio maxilar ou para remover tumores no seio maxilar.

Vantagens: drenagem eficaz do seio maxilar, permitindo uma drenagem e ventilação eficazes. Visualização e acesso ao tratamento na zona do seio maxilar.

Utilizações: tratamento da sinusite maxilar crónica que não responde ao tratamento conservador, como antibióticos, sprays de esteróides nasais ou irrigação salina, ressecção de tumores sinusais e drenagem de mucocele sinusal.

Complicações: hemorragia, infeção devido à zona perigosa da face, lesão do nervo infraorbitário, recorrência de sinusite maxilar, fístula oroantral, alterações do olfato como hiposmia ou anosmia.

Técnicas

PASSO 1: Posicionamento do doente

O doente é normalmente colocado em posição supina na mesa de operações.

PASSO 2: Vasoconstrição

A anestesia local é administrada na zona do sulco onde a incisão é efectuada.

PASSO 3: Incisão intra-oral

Fazer uma incisão no sulco gengivolabial da região vestibular do maxilar.

Esta incisão pode estender-se desde o dente canino até ao segundo molar.

PASSO 4: dissecção de tecidos moles

Dissecar os tecidos moles, incluindo a mucosa e o periósteo, para expor a parede anterior do seio maxilar.

ETAPA 5: criação de uma antrostomia

Criar uma pequena janela ou abertura na parede anterior do seio maxilar. Esta abertura é conhecida como antrostomia. A antrostomia permite a drenagem do seio e o acesso à cavidade sinusal.

ETAPA 6: remoção do tecido patológico

Se o procedimento envolver a remoção de tumores, quistos ou tecido infetado, o cirurgião pode utilizar instrumentos ou endoscópios para visualizar e remover a patologia.

ETAPA 7: colocação do material de drenagem

Em alguns casos, pode ser colocado um stent ou material de drenagem na antrostomia para facilitar a drenagem e a ventilação contínuas.

PASSO 8: encerramento

O material reabsorvível, como o vicryl, é utilizado intra-oralmente para fechar a incisão.

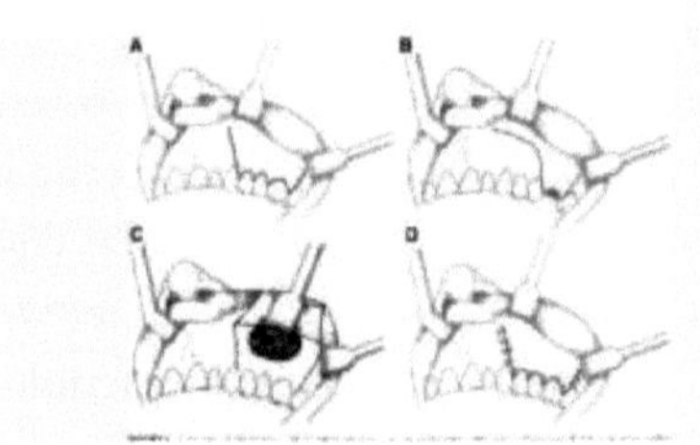

Procedimento Caldwell luc

CAPÍTULO 6

ABORDAGEM VESTIBULAR MANDIBULAR

A abordagem vestibular mandibular é útil numa grande variedade de procedimentos. Permite um acesso relativamente seguro a toda a superfície facial do esqueleto mandibular, desde o côndilo até à sínfise. Uma vantagem desta abordagem é a possibilidade de avaliar constantemente a oclusão dentária durante a cirurgia. As complicações são poucas, mas incluem lesões do nervo mental e mau posicionamento dos lábios, sendo ambas minimizadas com a utilização de uma técnica adequada.

Anatomia cirúrgica

Nervo mental

A única estrutura neurovascular de alguma importância que deve ser negociada durante os procedimentos na região do corpo/sínfise mandibular é o feixe neurovascular mental. O nervo mental é um ramo terminal do nervo alveolar inferior e é sensorial para a pele e mucosa do lábio inferior, a pele na região do queixo e a gengiva facial dos dentes anteriores. O nervo mentoniano sai do forame mentoniano, que está localizado a meio caminho entre as bordas alveolar e basal da mandíbula e geralmente está abaixo ou ligeiramente anterior ao segundo dente bicúspide.

Vasos faciais

A artéria e a veia faciais geralmente não são encontradas durante a abordagem vestibular mandibular, a menos que a dissecção através do periósteo ocorra na região do entalhe antegonial mandibular. A artéria facial origina-se da artéria carótida externa no triângulo carotídeo do pescoço. Na sua origem ou próximo a ela, é atravessada pelo ventre posterior do músculo digástrico, pelos músculos estilo-hióideos e pelo nervo hipoglosso. A veia facial é a drenagem dos vasos angulares e, por fim, dos vasos labiais. Localiza-se geralmente mais posterior e superficialmente à artéria.

Músculo Mentalis

O único músculo da expressão facial que é importante do ponto de vista cirúrgico quando se utiliza a abordagem vestibular mandibular é o músculo mental. A origem do músculo mental determina a profundidade do sulco labial na porção anterior da boca. O músculo mental é inervado pelo ramo mandibular marginal do nervo facial.

Almofada de gordura bucal

A almofada adiposa bucal é constituída por um corpo principal e quatro extensões: bucal, pterigoide, pterigomandibular e temporal. O corpo está posicionado centralmente. A extensão bucal situa-se superficialmente na bochecha, enquanto as extensões pterigoide, pterigomandibular e temporal estão situadas mais profundamente.

Técnica

Embora a abordagem vestibular seja utilizada para pacientes que têm dentes, quando grandes segmentos de dentes estão ausentes, o cirurgião deve considerar incisões ao longo da crista alveolar, em vez de incisões vestibulares.

Vantagens: acesso direto à anatomia visada, ausência de cicatrizes extra-orais, preservação das estruturas vitais, redução do risco para as estruturas adjacentes. **Utilizações**: reparação da fratura mandibular, osteotomia mandibular, genioplastia, remoção de quistos ou tumores mandibulares, colocação de implantes dentários. **Complicações**: infeção, deiscência da ferida, lesão do nervo mental, hematoma, fístula.

PASSO 1: Injeção de vasoconstritor

A mucosa oral, a submucosa e os músculos faciais são exuberantemente vascularizados. A injeção submucosa de um vasoconstritor pode reduzir significativamente a quantidade de hemorragia durante a incisão e a dissecção.

PASSO 2: Incisão

Na região anterior, de canino a canino, o lábio inferior é evertido e é utilizado um bisturi ou um electrocautério para incisar a mucosa. A incisão é curvilínea, estendendo-se anteriormente para o interior do lábio, deixando 10 a 15 mm de mucosa ligada à gengiva. As fibras musculares são incisadas de forma acentuada numa abordagem oblíqua à mandíbula. Por conseguinte, o bisturi deve ser orientado perpendicularmente ao osso quando se efectua a incisão acima do forame mental para evitar a incisão deste nervo.

No corpo e na porção posterior da mandíbula, a incisão é colocada 3 a 5 mm abaixo da junção mucogengival. Na mandíbula edêntula, a incisão é feita ao longo da crista alveolar, dividindo a gengiva aderida. A colocação neste local facilita o fecho e minimiza o risco para o nervo mental. A atrofia alveolar traz o feixe neurovascular alveolar inferior e o forame mentoniano para a superfície superior do osso.

PASSO 3: Dissecção subperiosteal da mandíbula

O músculo mental é retirado da mandíbula num plano subperiosteal (ver Fig. 6.1). A retração lateral dos tecidos faciais provoca uma tensão suave no nervo mental. A extremidade afiada de um elevador periosteal afasta o periósteo do forame mental. A dissecção subperiosteal ao longo da borda anterior do ramo ascendente retira as ligações do bucinador, permitindo que o músculo se retraia para cima, minimizando a possibilidade de herniação da almofada de gordura bucal. Enquanto os tecidos bucais são retraídos lateralmente com um retractor de ângulo reto, o músculo masseter é retirado da superfície lateral do ramo.

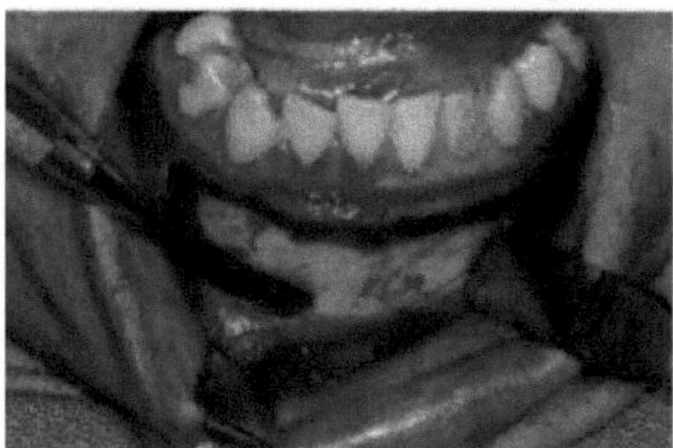

FIGURA 6.1 Fotografia mostrando a utilização de um elevador periosteal para remover o músculo mentalis no plano subperiosteal da mandíbula anterior.

ETAPA 4: Encerramento

O fechamento é iniciado nas áreas posteriores com sutura reabsorvível. A passagem da agulha deve agarrar a mucosa, a submucosa, a borda cortada dos músculos faciais e o periósteo, se possível. É imperativo que o músculo mental seja firmemente reposto na sua origem para evitar a ptose do lábio e do queixo. Uma sutura de reabsorção lenta é então colocada através da inserção e da origem de cada músculo mental, de forma retardada. Um penso de suspensão, como uma fita elástica, é útil durante vários dias após a realização da abordagem vestibular bucal mandibular, para evitar hematomas e manter a posição dos músculos faciais reposicionados.

GENIOPLASTIA

A genioplastia é um procedimento cirúrgico que envolve a remodelação ou o reposicionamento do queixo. Este procedimento pode ser efectuado tanto por razões estéticas como funcionais. O procedimento pode incluir a alteração do tamanho, forma ou projeção do queixo para melhorar a harmonia e o equilíbrio facial. Existem diferentes tipos de procedimentos de genioplastia, como a genioplastia deslizante, que envolve o reposicionamento do osso do queixo, ou os implantes de queixo, que envolvem a inserção de materiais sintéticos para melhorar a aparência do queixo. As pessoas podem optar pela genioplastia por várias razões, incluindo a melhoria da estética facial, a correção de um queixo recuado ou saliente, ou a resolução de problemas com a mordida ou o alinhamento do maxilar.

Existem vários tipos de procedimentos de genioplastia, cada um concebido para resolver problemas específicos ou atingir objectivos estéticos particulares. Seguem-se alguns tipos comuns de genioplastia:

1. Genioplastia deslizante: Este procedimento envolve a realização de um corte horizontal no osso do queixo e o seu reposicionamento para a frente ou para trás, de modo a obter a projeção desejada. É frequentemente utilizado para corrigir

um queixo recuado ou saliente.

2. Genioplastia de aumento: Envolve a colocação de implantes sintéticos para aumentar o tamanho e a forma do queixo. Os implantes de queixo estão disponíveis em várias formas e tamanhos para alcançar o resultado estético desejado.

3. Genioplastia de redução: Neste procedimento, o cirurgião remove uma porção do osso do queixo para reduzir o seu tamanho. A genioplastia de redução é normalmente efectuada para tratar um queixo demasiado proeminente ou alongado.

4. Genioplastia vertical: Este procedimento consiste em efetuar um corte vertical no osso do queixo para o reposicionar para cima ou para baixo. A genioplastia vertical é frequentemente efectuada para corrigir a assimetria facial ou melhorar a harmonia facial geral.

5. Avanço do genioglosso para a apneia do sono: Nalguns casos, a genioplastia é realizada para avançar a fixação do músculo genioglosso, o que pode ajudar a aliviar a apneia obstrutiva do sono ao impedir o colapso das vias respiratórias durante o sono.

A escolha do tipo de genioplastia depende das preocupações específicas do doente, da anatomia facial e do resultado pretendido.

Vantagens: melhoria da harmonia facial, cicatriz externa não visível, acesso direto ao queixo, risco reduzido de infeção em comparação com a cicatriz eterna.

Utilizações: aumento e redução cosmética do queixo, correção de funções como a má oclusão, apneia obstrutiva do sono ou distúrbios da ATM.

Complicações: infeção, hematoma, lesão do nervo mental, mau posicionamento ou assimetria, risco de lesão da raiz dentária ou dos nervos, deiscência.

Técnicas

Etapa 1: Vasoconstritor

Infiltrar a área de dissecção com 2 ml de anestésico local contendo um vasoconstritor.

Etapa 2: Incisão

Efetuar a primeira incisão nos tecidos moles através da mucosa labial da mandíbula, desde a parte distal do canino até um ponto semelhante no lado contralateral. Os ramos do nervo mental podem frequentemente ser identificados no tecido submucoso lateralmente.

Etapa 3: Incisão submucosa

Efetuar a segunda incisão através do tecido submucoso e do periósteo até ao osso, evitando danificar o nervo mental nos aspectos laterais das incisões. Esta incisão é feita em ângulos de 45 graus em relação ao osso, de modo a que mais tecido submucoso e periósteo permaneçam na parte superior.

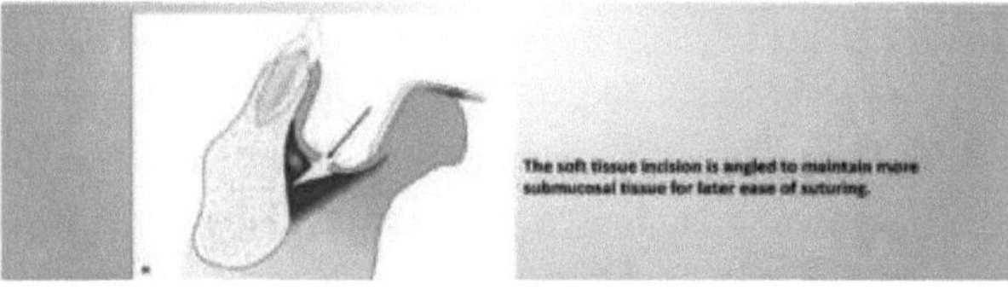

Etapa 4 : Dissecção mucoperiosteal

Iniciar a dissecção mucoperiosteal a partir do centro e dissecar lateralmente e inferiormente. Identificar o nervo mental bilateralmente. Elevar o mucoperiósteo no aspeto superior para facilitar a sutura posterior.

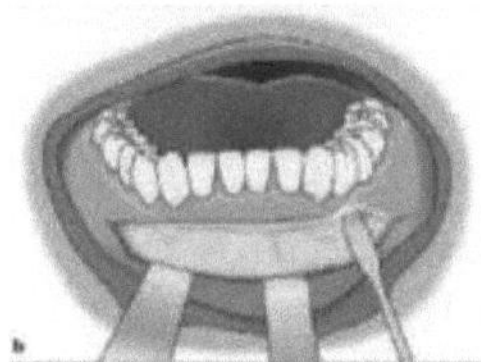

A dissecção subperiosteal é efectuada para baixo e lateralmente para identificar o nervo mental.

Etapa 5: Estabelecimento de pontos de referência

Utilizar uma broca 701 para marcar a linha média dentária no osso superior e inferiormente à osteotomia pretendida. Fazer pequenos orifícios pouco profundos, tendo em mente as raízes dos incisivos e marcar uma linha no córtex para ligar os orifícios. Aprofundar o orifício inferior, inclinando a broca superiormente e alargando o orifício bem através do córtex. Este orifício destina-se à colocação de um fio de posicionamento mais tarde no procedimento. Colocar o orifício num osso espesso para assegurar que o fio não é puxado. Para um reposicionamento exato do queixo, colocar uma marca de referência aproximadamente 15 mm lateral à linha média para ajudar no reposicionamento simétrico.

É efectuado um orifício angulado superiormente na linha média abaixo da linha de osteotomia pretendida. Um
fio de posicionamento será colocado através deste orifício depois de o queixo ter sido mobilizado.

Etapa 6: Desenho da osteotomia

A osteotomia deve ser efectuada pelo menos 5 mm abaixo das raízes dos incisivos e 5 mm abaixo do forame mental. Ver e marcar o ângulo da osteotomia conforme planeado no objetivo de tratamento visual cirúrgico. A maioria dos procedimentos de genioplastia são efectuados para melhorar a posição antero-posterior do queixo. No entanto, deve ser tida em consideração a angulação da osteotomia, uma vez que variações no ângulo conduzem a alterações na dimensão vertical do mento, com consequências estéticas óbvias. O ângulo da osteotomia cria um plano ao longo do qual o segmento ósseo irá deslizar. A inclinação do ângulo da osteotomia será influenciada pelos requisitos estéticos, pelas raízes dos incisivos e caninos e pela posição do forame mental. Ter em conta que o trajeto do nervo mentoniano antes da sua saída através do forame mentoniano é aproximadamente 5 mm inferior e anterior ao forame.

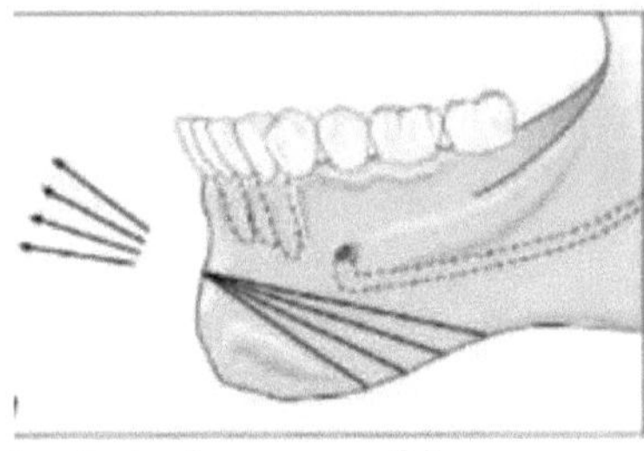

A alteração da angulação da osteotomia e os seus efeitos
na dimensão vertical após os
seus efeitos na dimensão vertical após o reposicionamento da dimensão vertical após o
reposicionamento da
dimensão vertical
demonstrada.

Etapa 7: Osteotomia do queixo

Efetuar a osteotomia com uma serra oscilante, começando no centro e cortando lateralmente. Assegurar que ambas as corticais são osteotomizadas. A não inclusão do bordo inferior na osteotomia conduzirá a uma fratura desfavorável no bordo inferior do segmento ósseo e, consequentemente, a um reposicionamento impreciso do queixo.

Etapa 8: Mobilização do queixo

Após a conclusão da osteotomia, o segmento do queixo deve ser móvel. No entanto, pode ser necessário mobilizá-lo finalmente com uma ligeira pancada e depois rodar um pequeno osteótomo na linha de osteotomia. A necessidade de força excessiva para mobilizar o mento indica que a osteotomia não atravessa completamente ambas as corticais ou o bordo inferior da mandíbula, o que pode levar a uma fratura imprevista do bordo inferior. Quando a genioplastia é combinada com uma osteotomia sagital split bilateral da mandíbula, é preferível realizar a genioplastia após a conclusão da osteotomia sagital split. Nesta fase, a mandíbula ainda é mantida em posição pela fixação maxilomandibular. A realização da genioplastia neste momento permite que o cirurgião avalie a estética e, se necessário, faça pequenas alterações posicionais no queixo para melhorar a aparência. Manter os dentes em oclusão durante a realização da genioplastia oferece a vantagem adicional de apoiar a mandíbula e reduzir as forças nos parafusos de fixação rígida que foram colocados recentemente.

Etapa 9: Enganchar o fio de posicionamento

Colocar um fio de calibre 26 através do orifício efectuado no segmento osteotomizado durante a marcação e fixar-lhe um torcedor de fio. Este fio será útil tanto durante a mobilização como no reposicionamento exato do queixo.

Etapa 10: Mobilização final do segmento do queixo

Colocar um elevador howarth atrás do córtex lingual e puxar o queixo para a frente esticando o tecido mole. A mobilização adequada do segmento facilitará o reposicionamento fácil e exato do queixo.

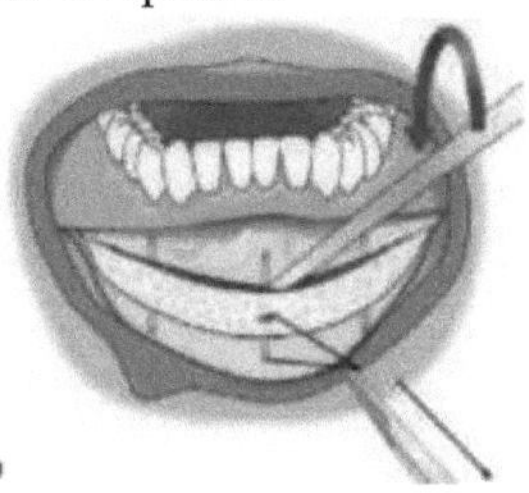

Todas as interferências ósseas devem ser removidas e as irregularidades suavizadas antes do reposicionamento.

Deve ser dada especial atenção à área posterior do segmento do queixo.

Etapa 11: sutura do tecido submucoso

Colocar uma sutura interrompida para restabelecer com exatidão o alinhamento dos tecidos moles na linha média. Em seguida, utilizar uma sutura crómica 3-0 contínua para reaproximar o periósteo e o músculo. A reaproximação exacta do músculo mental é da maior importância para manter o contorno do tecido mole.

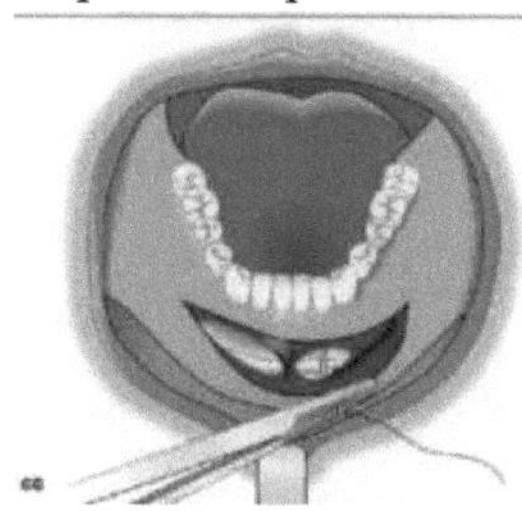

Para obter os melhores resultados estéticos, é obrigatório que o músculo mentalis seja aproximado com exatidão.

A sutura da mucosa deve seguir-se

PASSO 12: sutura da mucosa

Colocar uma única sutura crómica 4-0 na linha média para manter a simetria labial. Utilizar uma sutura contínua para fixar o resto da mucosa.

PASSO 13: Aplicação de um penso de pressão

É aplicada uma pressão vertical e horizontal no queixo através de uma ligadura de pressão.

A formação de hematoma e o inchaço pós-operatório são limitados mantendo a ligadura no local durante cerca de 3 dias.

Sialolitotomia transoral

A sialolitíase transoral refere-se à presença de cálculos nas glândulas salivares (sialólitos) que estão localizados nos ductos das glândulas salivares e são acessíveis através da boca (abordagem transoral). A sialolitíase é uma doença em que estes cálculos se formam no interior dos ductos das glândulas salivares, levando ao bloqueio do fluxo de saliva e subsequente inchaço, dor e, por vezes, infeção.

Os procedimentos transorais são frequentemente utilizados para remover cálculos mais pequenos localizados perto da abertura dos canais salivares. Estes procedimentos podem envolver técnicas como a dilatação ductal, a sialendoscopia (utilização de uma pequena câmara para visualizar e remover o cálculo) ou técnicas cirúrgicas minimamente invasivas.

Para cálculos maiores ou mais profundos, ou para casos em que a abordagem transoral não é viável, podem ser necessárias outras técnicas como a litotrícia extracorporal por ondas de choque (ESWL) ou a remoção cirúrgica por incisão. A escolha do tratamento depende de factores como o tamanho e a localização do cálculo, os sintomas do doente e a experiência e preferência do médico assistente.

Vantagens: acesso direto ao sialólito, à glândula e aos seus ductos, risco reduzido de lesão do nervo facial.

Utilizações: remoção de sialólitos, tratamento de infecções das glândulas salivares.

Complicações: hemorragia, infeção, lesão dos nervos faciais, recidiva de silaolitíase, fístula salivar.

SIALOLITOTOMIA SUBMANDIBULAR

PASSO 1: vasoconstritor

A anestesia local é administrada para garantir que o paciente está confortável e sem dor durante a cirurgia.

PASSO 2: incisão

É efectuada uma pequena incisão no pavimento da boca, por baixo da língua, para aceder ao ducto da glândula submandibular. Esta localização permite o acesso direto ao ducto onde se encontra o cálculo.

ETAPA 3: Identificação da pedra

Uma vez acedido o canal, o cirurgião identifica o cálculo que está a causar o bloqueio. Para o efeito, podem ser utilizados vários instrumentos, incluindo dispositivos de ampliação e de iluminação.

PASSO 4: Remoção de pedras

O cirurgião retira cuidadosamente o cálculo do canal. Isto pode implicar a utilização de instrumentos especializados para agarrar e extrair o cálculo. Em alguns casos, o cálculo pode ser fragmentado antes da remoção.

PASSO 5: Reparação dos canais salivares

Após a remoção do cálculo, o cirurgião poderá ter de reparar quaisquer danos no canal ou nos tecidos circundantes. Isto pode implicar a sutura do canal para garantir uma cicatrização adequada e evitar a perda de saliva.

PASSO 6: Encerramento

A incisão no pavimento da boca é normalmente fechada com suturas dissolvíveis. O objetivo é conseguir uma cicatrização adequada e evitar complicações como a infeção.

Incisões nos terceiros molares

A abordagem cirúrgica dos terceiros molares impactados (dentes do siso) envolve normalmente a realização de uma incisão no tecido gengival para aceder ao dente e removê-lo. Existem vários tipos de incisões que os cirurgiões orais podem utilizar, dependendo da posição do dente e de outros factores. Alguns tipos comuns de incisões para impactação de terceiros molares incluem:

a) **Incisão em envelope:**

A técnica de incisão do retalho em envelope, também conhecida como incisão crestal ou horizontal, é uma abordagem comum utilizada em procedimentos de extração cirúrgica, particularmente para terceiros molares impactados (dentes do siso).

Vantagens: bom acesso para a elevação do retalho, traumatismo mínimo do retalho

Utilizações: utilizado em 3 molares verticais impactados rd

Complicações: lesão do nervo lingual, desconforto pós-operatório, hemorragia.

Etapa 1: Preparação

Antes de iniciar o procedimento, é normalmente administrada ao paciente anestesia local para adormecer a área em redor do dente afetado. A sedação ou a anestesia geral também podem ser utilizadas, dependendo das necessidades do paciente e da complexidade da extração.

Etapa 2: Incisão inicial

O cirurgião começa por fazer uma incisão horizontal ao longo da linha da gengiva, normalmente estendendo-se de uma ponta à outra do dente impactado. Esta incisão cria uma aba de tecido gengival que pode ser levantada para expor o dente subjacente e o osso circundante.

Etapa 3: Reflexão da aba

Uma vez feita a incisão inicial, a aba de tecido gengival é cuidadosamente levantada ou reflectida utilizando instrumentos dentários como elevadores e retractores. Isto expõe o osso subjacente e o dente impactado, permitindo uma melhor visibilidade e acesso durante o procedimento de extração.

Passo 4: Extração do dente

Em alguns casos, o cirurgião pode ter de remover uma parte do osso circundante para aceder e extrair totalmente o dente impactado. Este passo pode envolver a utilização de brocas cirúrgicas ou brocas para remover cuidadosamente o tecido ósseo sem danificar as estruturas adjacentes.

Etapa 5: Encerramento

Após a extração do dente, o retalho de tecido gengival é reposicionado e suturado no seu lugar com pontos dissolvíveis ou não-dissolvíveis. As suturas ajudam a estabilizar o retalho e a promover a cicatrização adequada do local da cirurgia.

b) **Incisão da enfermaria**

O cirurgião efectua uma incisão ao longo da margem gengival na face vestibular do maxilar inferior. Esta incisão estende-se desde a face distal do segundo molar até à face mesial do terceiro molar (dente impactado). É geralmente uma incisão curva ou em forma de C, seguindo o contorno da linha do maxilar.

c) **Incisão de enfermaria modificada**

Utilizando um bisturi ou uma lâmina cirúrgica, o cirurgião efectua uma incisão curva ou em forma de C ao longo da margem gengival na face vestibular do maxilar inferior. A incisão começa mesialmente ao segundo molar e estende-se em direção à face mesial do terceiro molar (dente impactado). O comprimento e a curvatura da incisão podem ser modificados com base na anatomia específica do paciente e na localização do dente impactado.

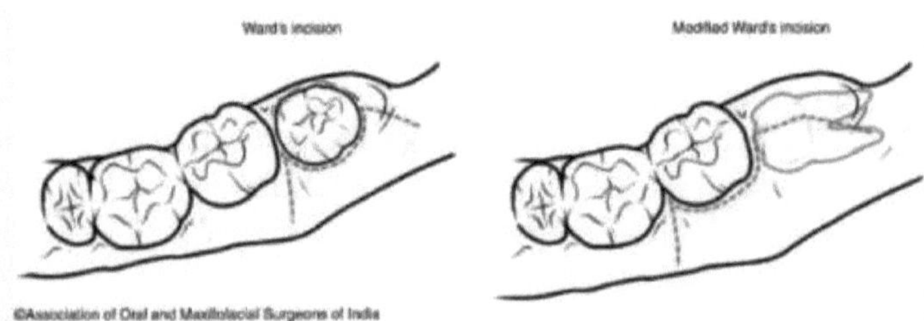

d) Incisão em forma de L:

Uma incisão em forma de L, também conhecida como incisão "Luebke-Ochsenbein", é ocasionalmente utilizada em cirurgia oral e maxilofacial para aceder a terceiros molares impactados. Este tipo de incisão é caracterizado pelo seu contorno em forma de L, que permite uma maior flexibilidade no acesso ao local da cirurgia e na preservação dos tecidos circundantes. Eis como a técnica de incisão em L para a extração de terceiros molares é normalmente realizada, fazendo uma incisão em L ao longo da margem gengival que rodeia o dente impactado. O componente horizontal da incisão estende-se tipicamente ao longo da margem gengival, enquanto o componente vertical se estende perpendicularmente à linha da gengiva, formando a forma de L. A colocação exacta e o comprimento da incisão podem variar de acordo com a anatomia específica do doente e a localização do dente impactado.

Osteotomia sagital bilateral

O termo "incisão BSSO" refere-se tipicamente à incisão utilizada numa Osteotomia Sagital Bilateral Dividida (BSSO), um procedimento cirúrgico normalmente realizado em cirurgia oral e maxilofacial para corrigir deformidades dento-faciais, tais como prognatismo ou retrognatismo mandibular.

Colocação da incisão:

A incisão começa na parte anterior do ramo, num ponto médio entre os molares superiores e inferiores. A incisão tem cerca de 2 cm de comprimento. Percorre a crista lateral da crista oblíqua externa e termina no vestíbulo facial, aproximadamente na região do primeiro molar. Após uma dissecção nítida da mucosa, o músculo bucinador sobre o ramo é dissecado na sua face medial, de modo a manter o máximo possível de tecido mole lateralmente. Em seguida, o corte é completado através do periósteo até ao osso.

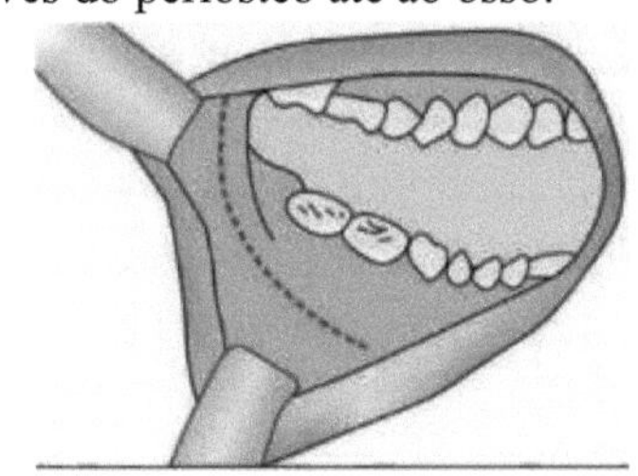

CAPÍTULO 7

ABORDAGENS TRANSFACIAIS DA MANDÍBULA

A mandíbula pode ser exposta através de abordagens cirúrgicas utilizando incisões colocadas na pele da face. A posição das incisões e a anatomia variam consoante a região da mandíbula que é abordada.

Abordagem submandibular

A abordagem submandibular é uma das abordagens mais úteis ao ramo mandibular e à região posterior do corpo, e é ocasionalmente referida como abordagem de Risdon. Esta abordagem pode ser utilizada para obter acesso a uma miríade de osteotomias mandibulares, fracturas do ângulo/corpo e mesmo fracturas condilares e anquilose da articulação temporomandibular (ATM).

Anatomia cirúrgica

Ramo Mandibular Marginal do Nervo Facial

Após a divisão do nervo facial em ramos temporofacial e cervicofacial, o ramo mandibular marginal origina-se e estende-se anterior e inferiormente dentro da substância da glândula parótida. Na dissecção clássica de Dingman e Grabb de 100 metades faciais, o ramo mandibular marginal estava quase 1 cm abaixo da borda inferior em 19% dos espécimes (1). Ziarah e Atkinson (2) encontraram mais indivíduos nos quais o ramo mandibular marginal passava abaixo da borda inferior. Em 53% das 76 metades faciais, eles encontraram o ramo marginal mandibular passando abaixo da borda inferior antes de alcançar os vasos faciais, e em 6%, o nervo continuou por uma distância adicional de quase 1,5 cm antes de virar para cima e cruzar a mandíbula. A maior distância entre um ramo mandibular marginal e a borda inferior da mandíbula foi de 1,2 cm. Tendo em conta estes resultados, a maioria dos cirurgiões recomenda que a incisão e a dissecção mais profunda sejam feitas pelo menos 1,5 cm abaixo do bordo inferior da mandíbula. Outro achado importante do estudo de Dingman e Grabb (1) foi que apenas 21% dos indivíduos tinham um único ramo mandibular marginal entre o ângulo da mandíbula e os vasos faciais, 67% tinham dois ramos, 9% tinham três ramos e 3% tinham quatro.

Artéria facial

Após a sua origem na artéria carótida externa, a artéria facial segue um trajeto cervical durante o qual é levada para cima, medialmente à mandíbula e em contacto bastante próximo com a faringe. É visível na superfície externa da mandíbula, em torno do bordo anterior do músculo masseter.

Veia facial

A veia facial (facial anterior) é a principal saída venosa da face. Começa como a veia angular, no ângulo entre o nariz e o olho. Geralmente acompanha a artéria facial acima do nível do bordo inferior da mandíbula, mas é posterior à artéria.

Vantagens: acesso direto à glândula submandibular, ao ducto, aos gânglios linfáticos e aos tecidos circundantes, boa visibilidade, bom resultado cosmético

Utilizações: cirurgia da glândula submandibular, biopsia de gânglios linfáticos, excisão de tumores na região submandibular, drenagem de abcessos.

Complicações: lesão da artéria facial, do nervo hipoglosso, do nervo facial e do nervo lingual, fístula salivar, hematoma, hemorragia e infeção.

Técnica

ETAPA 1: Preparação e drapeado

Os pontos de referência pertinentes na face, úteis durante a dissecção, devem ser deixados expostos durante todo o procedimento. Para cirurgias que envolvam o ramo/ângulo mandibular, o canto da boca e o lábio inferior devem ser expostos.

PASSO 2. Marcação da Incisão e Vasoconstrição

A pele é marcada antes da injeção de um vasoconstritor. A incisão é colocada 1,5 a 2 cm abaixo da mandíbula. Alguns cirurgiões colocam a incisão paralelamente ao bordo inferior da mandíbula; outros colocam a incisão no interior ou paralelamente a uma prega cervical (ver Fig. 7.1). As fracturas mandibulares que encurtam a altura vertical do ramo devido à sua deslocação farão com que o ângulo da mandíbula seja mais superior do que seria após a redução e fixação. Por conseguinte, a incisão deve ser colocada 1,5 a 2 cm abaixo da localização prevista do bordo inferior.

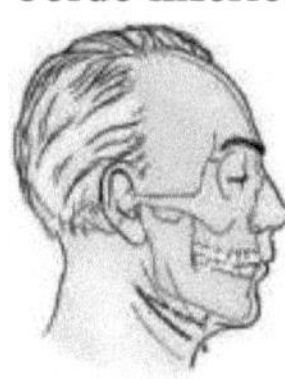

FIGURA 7.1 Duas localizações de incisões submandibulares. A incisão A é paralela ao bordo inferior da
mandíbula. A incisão B é paralela ou está dentro das linhas de tensão da pele em repouso. A incisão B deixa uma
cicatriz
menos
visível na maioria dos pacientes.

PASSO 3: Incisão da pele

A incisão inicial é efectuada através da pele e dos tecidos subcutâneos até ao nível do músculo platisma. A parte superior da incisão é descolada cerca de 1 cm; a parte inferior é descolada cerca de 2 cm ou mais. A hemostase é então obtida com eletrocoagulação dos vasos subdérmicos sangrantes.

PASSO 4: Incisão do músculo platisma

A retração dos bordos da pele revela o músculo platisma subjacente, cujas fibras correm superoinferiormente. O músculo platisma contrai-se passivamente uma vez dividido, expondo a camada superficial subjacente da fáscia cervical profunda. A glândula salivar submandibular também pode ser visualizada através da fáscia, que ajuda a formar a sua cápsula.

PASSO 5. Dissecção para a Funda Muscular Pterigomassetérica

A veia e a artéria faciais são geralmente encontradas quando se aproxima a área do entalhe pré-massetérico da mandíbula, bem como o ramo mandibular marginal do nervo facial (ver Fig. 7.2). O nível da incisão e o descolamento da fáscia devem ser pelo menos 1,5 cm inferiores à mandíbula para ajudar a proteger o ramo mandibular marginal do nervo facial. Um nódulo linfático submandibular consistente (Nódulo de Stahr) é normalmente encontrado na área da incisura pré-massetérica e pode ser retraído superior ou inferiormente. A sua presença deve alertar o cirurgião para a artéria facial imediatamente anterior ao nódulo, profundamente à camada superficial da fáscia cervical profunda. A dissecção continua até que o único tecido remanescente na borda inferior da mandíbula seja o periósteo (anterior ao entalhe pré-massetérico) ou a fáscia pterigomassetérica (posterior ao entalhe pré-massetérico).

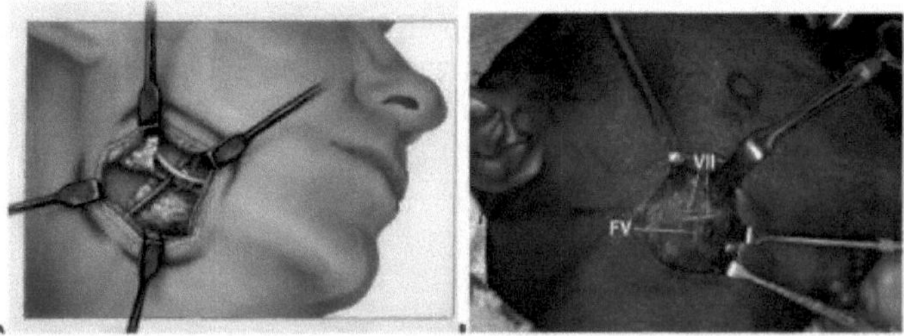

FIGURA 7.2 A: Ilustração que mostra a relação anatómica da artéria e veia faciais, do ramo mandibular marginal do nervo facial e do gânglio linfático submandibular (pré-masseterico) com o bordo inferior da mandíbula e o músculo masseter. **B:** Fotografia mostrando os vasos faciais (*FV*) e os ramos mandibulares marginais do nervo facial (*VII*).

PASSO 6. Divisão da Funda Pterigomassetérica e Dissecção Submassetérica

Com a retração dos tecidos dissecados superiormente e a colocação de um afastador de fita larga logo abaixo da borda inferior da mandíbula para retrair os tecidos submandibulares medialmente, a borda inferior da mandíbula é vista. As incisões na superfície lateral da mandíbula no músculo masseter produzem frequentemente hemorragias incómodas. Uma vez que o músculo bucinador tenha sido retirado da área retromolar, o único tecido que separa a cavidade oral da área de dissecção é a mucosa oral. A retração do músculo masseter é facilitada pela inserção de um retractor adequado no entalhe sigmoide

ETAPA 7: Encerramento

Os músculos masseter e pterigoide medial são suturados em conjunto com suturas reabsorvíveis interrompidas (ver Fig. 7.3). Muitas vezes é difícil passar a agulha de sutura através do músculo pterigóideo medial, que é fino na borda inferior da mandíbula. Para facilitar o fecho, é possível desnudar o bordo do músculo para facilitar a passagem da agulha.

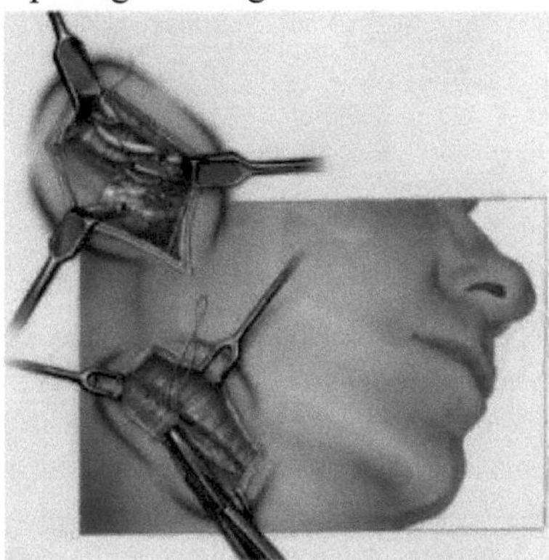

FIGURA 7.3 Encerramento da funda pterigomassetérica (***inset***) e do platisma.

Abordagens submandibulares alargadas ao bordo inferior da mandíbula

Para aumentar a exposição ipsilateral, a incisão submandibular pode ser alargada posteriormente em direção à região mastoide e anteriormente de forma arqueada em direção à região submental (ver Fig. 7.4). A divisão cirúrgica do lábio inferior é outra manobra utilizada ocasionalmente em combinação com incisões na área submandibular para aumentar a exposição de um lado da mandíbula.

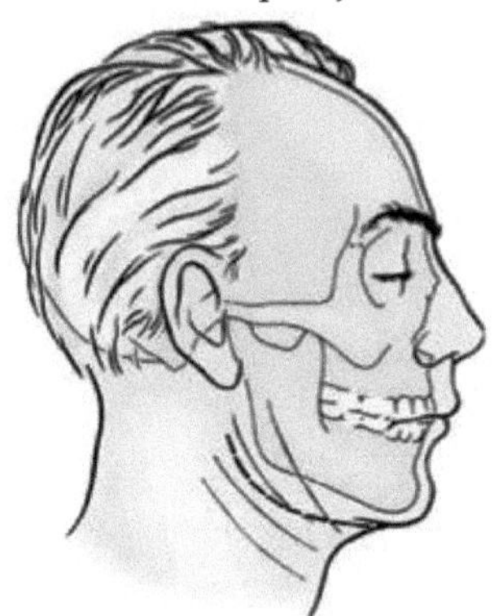

FIGURA 7.4 Extensão da incisão submandibular posteriormente em direção à região mastoide e anteriormente em direção à região submental. Note-se que a incisão deixa as linhas de tensão da pele em repouso anteriormente.

Existem 2 métodos para dividir o lábio inferior

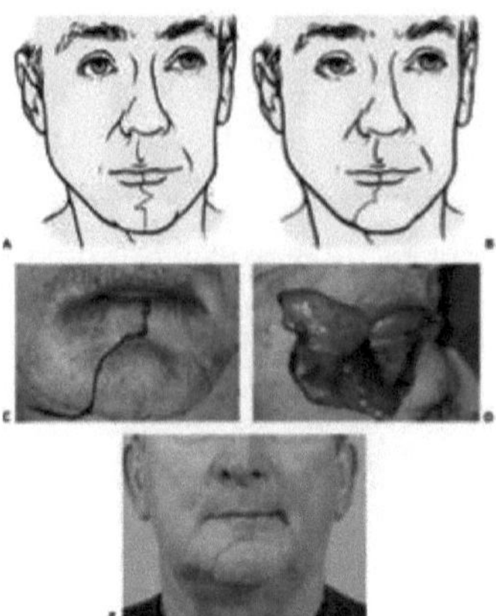

FIGURA 7.5 Duas técnicas de divisão do lábio inferior na linha média. Estas incisões podem ser ligadas a incisões submandibulares em ambos os lados. **A:** A incisão segue inferiormente através da almofada de tecido mole genial até à área submental. **B:** Uma técnica de divisão do lábio seguindo o sulco mentolabial. Esta técnica é utilizada em conjunto com uma incisão submandibular para aumentar a exposição desse lado da mandíbula. **C:** Fotografia mostrando a incisão de divisão dos lábios num paciente. **D:** Fotografia cirúrgica mostrando o acesso melhorado proporcionado pela divisão do lábio para remover a peça mandibular (*). **E:** Fotografia 8 semanas após a cirurgia.

Para uma exposição bilateral completa da mandíbula, pode ser utilizado um retalho em "avental" com ou sem divisão dos lábios. As incisões submandibulares bilaterais são prolongadas até ao pescoço e depois ligadas. A incisão pode seguir um pouco em direção à região submental ou manter-se baixa no pescoço, dependendo dos requisitos cirúrgicos (ver Fig. 7.6).

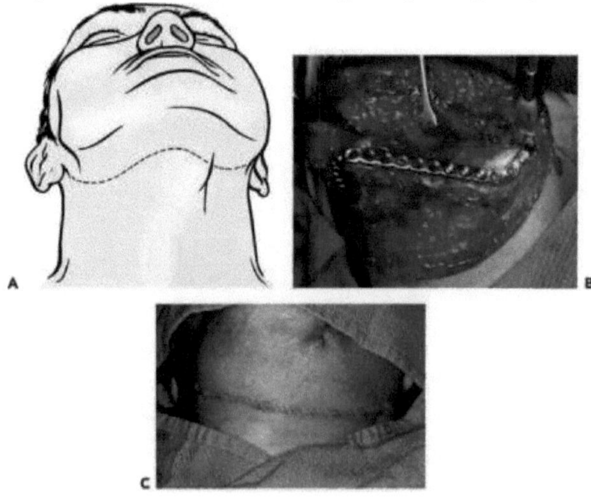

FIGURA 7.6 A: Ilustração mostrando incisões submandibulares bilaterais ligadas na linha média para exposição bilateral completa da mandíbula. **B:** Fotografias que mostram a utilização desta incisão para uma grande reconstrução mandibular e após o encerramento **(C)**.

REFERÊNCIAS

1. Dingman RO, Grabb WC. Anatomia cirúrgica do ramo mandibular do nervo facial com base na dissecção de 100 metades faciais. *Plast Reconstr Surg*. 1962;29:266.
2. Ziarah HA, Atkinson ME. A anatomia cirúrgica da distribuição cervical do nervo facial. *Br J Oral Maxillofac Surg*. 1981;19:159.
3. Zide M, Epker BN. Uma incisão electiva alternativa no pescoço. *J Oral Maxillofac Surg*. 1993;51:1071.

Abordagem retromandibular

A abordagem retromandibular expõe todo o ramo por trás da borda posterior. Por conseguinte, pode ser útil para procedimentos que envolvam a área no colo/cabeça do côndilo ou perto dele, ou o próprio ramo.

Anatomia cirúrgica

Nervo facial

O tronco principal do nervo facial emerge da base do crânio no forame estilomastóideo. O comprimento do tronco do nervo facial que é visível para o cirurgião é de aproximadamente 1,3 cm. A distância média entre o ponto mais baixo do meato auditivo externo ósseo e a bifurcação do nervo facial é de 2,3 cm (desvio padrão de 0,28 cm) (1). Posteriormente à glândula parótida, o tronco nervoso encontra-se a pelo menos 2 cm de profundidade da superfície da pele.

Veia retromandibular

A veia retromandibular (veia facial posterior) é formada na porção superior da glândula parótida, profundamente ao colo da mandíbula, pela confluência da veia temporal superficial e da veia maxilar.

Utilizações: extração de terceiros molares em caso de dificuldade de acesso por via intra-oral, exposição do ramo mandibular, acesso aos tecidos moles, biópsia

Vantagens: acesso direto à região retromolar, incluindo o aspeto posterior da mandíbula, o terceiro molar e os tecidos moles adjacentes, boa visibilidade, preservação dos tecidos moles bucais, minimização da dor pós-operatória.

Complicações: lesão do nervo alveolar inferior, nervo lingual, alvéolo seco, infeção, atraso na cicatrização.

Técnica

Alguns cirurgiões defendem a colocação de uma incisão aproximadamente 2 cm posterior ao ramo. A glândula parótida é abordada por trás e dissecada bruscamente do músculo esternocleidomastóideo, permitindo a retração da glândula superiormente e anteriormente para obter acesso ao ramo. Uma abordagem alternativa que foi descrita por Hinds (2) é a colocação da incisão ao longo da borda posterior da mandíbula, logo abaixo do lóbulo da orelha. A dissecção para a borda posterior da mandíbula é direta, atravessando a glândula parótida e expondo alguns ramos do nervo facial.

ETAPA 1: Preparação e drapeado

Os pontos de referência pertinentes da face, como o canto da boca, o lábio inferior e toda a orelha, devem ser deixados a descoberto durante o procedimento. Estes pontos de referência orientam o cirurgião para o trajeto do nervo facial e permitem a observação da função motora dos lábios.

PASSO 2. Marcação da Incisão e Vasoconstrição

A pele é marcada antes da injeção de um vasoconstritor. A incisão começa 0,5 cm abaixo do lóbulo da orelha e continua inferiormente durante 3 a 3,5 cm (ver fig. 7.7). A epinefrina (1:200.000) sem um anestésico local pode ser injectada profundamente. Apesar de o nervo facial se encontrar a uma profundidade superior a 2 cm no lóbulo da orelha, a injeção de anestésicos locais profundamente ao músculo platisma pode tornar os ramos do nervo facial não condutores, impossibilitando a realização de testes eléctricos.

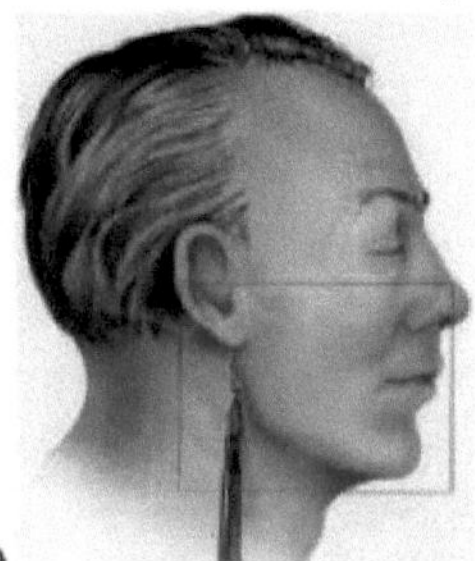

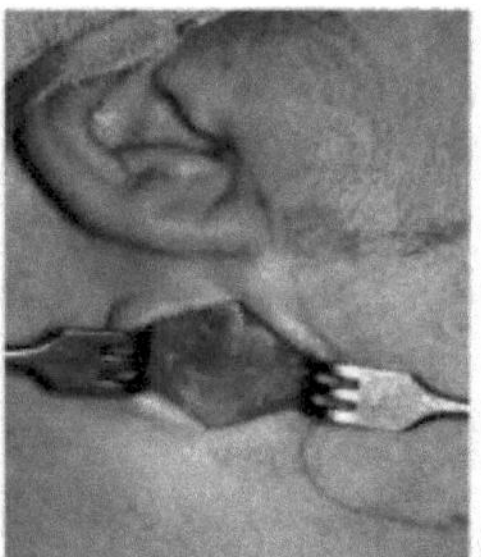

FIGURA 7.7 Ilustração **(A)** que mostra a colocação de uma incisão vertical imediatamente posterior à mandíbula através da pele e do tecido subcutâneo até à profundidade do músculo platisma. **B:** Fotografia que mostra o músculo platisma escasso e o sistema músculo-aponeurótico superficial subjacente (SMAS) depois de a pele ter sido incisada e desminada.

PASSO 3: Incisão da pele

A incisão inicial é efectuada através da pele e dos tecidos subcutâneos até ao nível do escasso músculo platisma presente nesta área. O descolamento da pele com uma tesoura em todas as direcções permite uma retração fácil e facilita o encerramento (Fig. 7.7B). A hemostase é então conseguida com a eletrocoagulação dos vasos subdérmicos sangrantes.

PASSO 4: Dissecção da Funda Muscular Pterigomassetérica

Após a retração dos bordos da pele, é visível o escasso músculo platisma que cobre o sistema músculo-aponeurótico superficial (SMAS). Utiliza-se um bisturi para incisar através da fusão do músculo platisma, do SMAS e da cápsula parotídea no plano vertical. Deve também ter-se em atenção a veia retromandibular, que corre verticalmente no mesmo plano de dissecção e é normalmente exposta ao longo de todo o seu trajeto retromandibular.

PASSO 5. Divisão da Funda Pterigomassetérica e Dissecção Submassetérica

Após a retração dos tecidos dissecados anteriormente, um retractor largo, como um retractor de fita, é colocado atrás da borda posterior da mandíbula para retrair os tecidos retromandibulares medialmente. Observa-se o bordo posterior da mandíbula com a banda pterigomassetérica sobrejacente. A banda pterigomassetérica é incisada com um bisturi. Uma incisão colocada na porção posterior da funda sangra menos do que uma incisão colocada mais lateralmente através do ventre do músculo masseter. Quando se utiliza esta abordagem para o tratamento aberto de fracturas do processo condilar, é frequentemente necessário distrair o ramo mandibular inferiormente. Uma técnica simples para o fazer é aplicar primeiro um parafuso ósseo bicortical através da região do ângulo goníaco, tendo o cuidado de evitar o canal alveolar inferior (ver Fig. 7.8A). Uma agulha de calibre 14 é passada através da pele abaixo do ângulo da mandíbula e para dentro do campo cirúrgico (Fig. 7.8B). A extremidade fechada de uma ansa de fio de calibre 24 é passada através da agulha (Fig. 7.8C) e retirada do interior do campo cirúrgico. A agulha é retirada, deixando apenas os fios a sair da pele. A ansa é colocada sobre o parafuso de osso e os fios são torcidos, fixando o fio ao parafuso de osso (Fig. 7.8D). Um torcedor de fios pode então ser utilizado para puxar os fios e a mandíbula inferiormente.

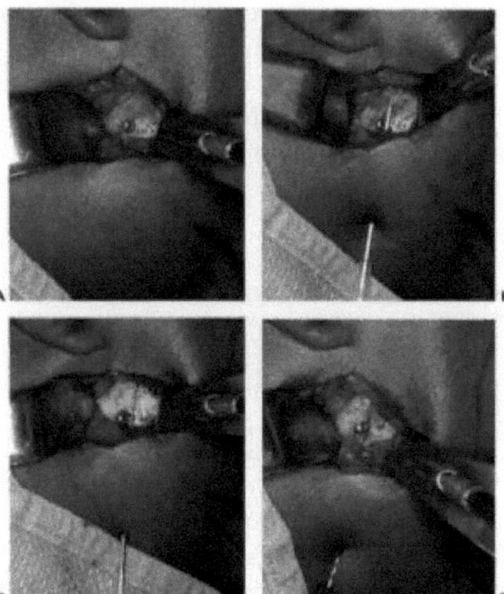

FIGURA 7.8 Fotografias que mostram o método de colocação de um fio de tração que pode ser utilizado para distrair o ângulo goníaco inferiormente. **A:** Um parafuso bicortical colocado através da mandíbula. **B:** Agulha inserida através da pele no campo cirúrgico **C:** Laço de fio de calibre 24 inserido através da agulha. **D:** Fio colocado à volta do parafuso ósseo e extremidades do fio torcidas em conjunto.

PASSO 6. Encerramento

Os músculos masseter e pterigoide medial são suturados em conjunto com suturas reabsorvíveis interrompidas. O encerramento da cápsula parótida/SMAS e da camada de platisma é importante para evitar uma fístula salivar. Utiliza-se uma sutura horizontal em colchão, de reabsorção lenta, para fechar firmemente a cápsula parótida, o SMAS e o músculo platisma numa camada estanque. A colocação de suturas subcutâneas é seguida pelo encerramento da pele.

Abordagens alternativas ao ramo mandibular

A exposição adicional do ramo mandibular é frequentemente necessária. Combinações de abordagens, como a abordagem pré-auricular e a abordagem retromandibular, oferecem maior exposição para alguns procedimentos, como os de anquilose temporomandibular. Se for necessária uma exposição ainda maior, estas duas abordagens podem ser ligadas, utilizando uma incisão de Blair modificada (ver Fig. 7.9).

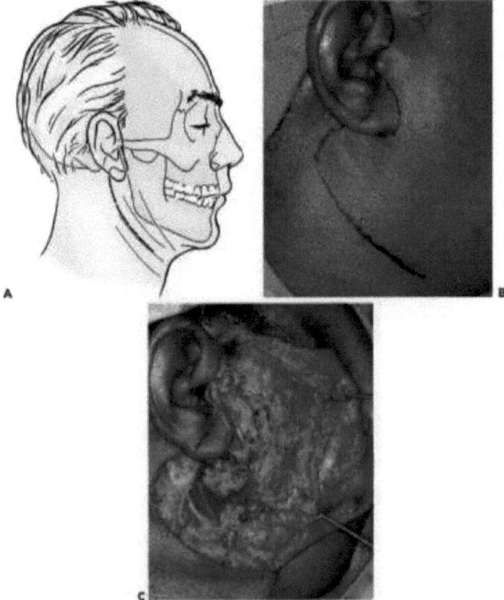

FIGURA 7.9 Incisão de Blair modificada. As abordagens pré-auricular e retromandibular são conectadas por uma incisão oculta no sulco lobular da orelha. A posição anteroposterior da porção retromandibular da abordagem pode ser personalizada. Nesta ilustração **(A)**, a incisão é paralela ao músculo esternocleidomastóideo e é mais posterior do que a abordagem retromandibular descrita anteriormente. Nestas fotos clínicas **(B** e **C)**, a incisão combina componentes das abordagens pré-auricular, retromandibular e submandibular.

REFERÊNCIAS

1. Al-Kayat A, Bramley P. Uma abordagem pré-auricular modificada da articulação temporomandibular e do arco malar. *Br J Oral Maxillofac Surg.* 1979;17:91.

2. Hinds EC. Correção do prognatismo por osteotomia subcondilar. *J Oral Maxillofac Surg.* 1958;16:209.

Abordagem de ritidectomia

A abordagem da ritidectomia ou facelift ao ramo mandibular é uma variante da abordagem retromandibular. A única diferença é que a incisão cutânea é colocada num local mais escondido, como num lifting facial. A principal vantagem da abordagem de ritidectomia ao ramo é a cicatriz facial menos visível. A desvantagem é o tempo adicional necessário para o encerramento.

Utilizações: endurecimento da pele, incluindo a pele e os músculos subjacentes, para criar um aspeto mais suave e mais jovem, correção da papada e da flacidez do pescoço, melhoria dos contornos faciais.

Vantagens: correção abrangente, resultados duradouros do lifting facial e a incisão pode ser personalizada.

Complicações: risco de hemorragia e hematoma, lesão do nervo facial, má cicatrização da ferida, irregularidades na linha do cabelo, cicatrizes visíveis.

Anatomia cirúrgica

Grande Nervo Auricular

A única estrutura significativa específica para esta abordagem, não mencionada para a abordagem retromandibular, é o nervo auricular magno. Este nervo sensorial começa profundamente no pescoço como raízes espinhais C2 e C3, que se fundem nos músculos escalenos para formar o grande nervo auricular. À medida que o nervo se torna mais superficial, emerge através da fáscia profunda do pescoço no meio da borda posterior do músculo esternocleidomastóideo. Ele cruza o músculo esternocleidomastóideo em um ângulo de 45 graus em relação à mandíbula, coberto apenas pelo sistema músculo-aponeurótico superficial (SMAS) e pela pele, e fica atrás da veia jugular externa.

Técnica

ETAPA 1: Preparação e drapeado

Quando se utiliza a abordagem de ritidectomia ao ramo/ângulo mandibular, as estruturas que devem ser visíveis no campo incluem o canto do olho, o canto da boca e o lábio inferior anteriormente, e toda a orelha e a linha descendente do cabelo, e 2 a 3 cm de cabelo superior à linha posterior do cabelo, posteriormente.

PASSO 2. Marcação da Incisão e Vasoconstrição

A pele é marcada antes da injeção de um vasoconstritor. A incisão começa aproximadamente 1,5 a 2 cm acima do arco zigomático, imediatamente a seguir à extensão anterior da linha do cabelo. A incisão continua sob o lóbulo da orelha e cerca de 3 mm na superfície posterior do pavilhão auricular, em vez de continuar na prega cutânea mastoide-auricular. É injetado um vasoconstritor por via subcutânea para para ajudar na hemostasia aquando da incisão. Os anestésicos locais não devem ser injectados profundamente no músculo platisma

PASSO 3: Incisão e dissecção da pele

A incisão inicial é efectuada apenas através da pele e do tecido subcutâneo. Através desta incisão, eleva-se um retalho cutâneo, utilizando uma dissecção afiada e romba com uma tesoura de Metzenbaum ou de ritidectomia (ver Fig. 7.10). Não existem estruturas anatómicas de qualquer importância neste plano, exceto o nervo auricular magno, que se encontra profundamente à dissecção subcutânea.

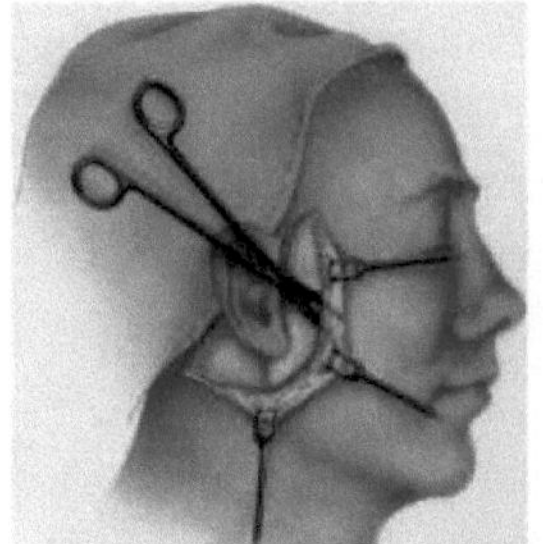

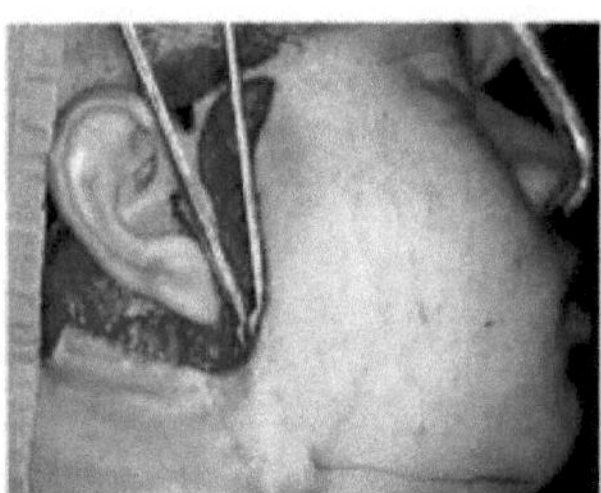

FIGURA 7.10 Ilustração **(A)** e fotografia **(B)** mostrando o descolamento da pele com uma tesoura Metzenbaum ou de facelift.

PASSO 4: Abordagem retromandibular

Uma vez que a pele tenha sido retraída anterior e inferiormente, os tecidos moles que cobrem a metade posterior do ramo mandibular são visíveis. A partir deste ponto, a dissecção procede exatamente como descrito para a abordagem retromandibular. O acesso ósseo é o mesmo em ambas as abordagens.

PASSO 5. Encerramento

O encerramento profundo é efectuado como descrito para a abordagem retromandibular. Após o encerramento da cápsula parótida/SMAS/camada de platisma, é colocado um dreno de vácuo redondo de 1/8 ou 3/32 polegadas na bolsa subcutânea para evitar a formação de hematoma. O dreno pode sair da porção posterior da incisão ou através de uma punção separada na parte posterior do pescoço. É efectuado um encerramento da pele em duas camadas (ver Fig. 7.11).

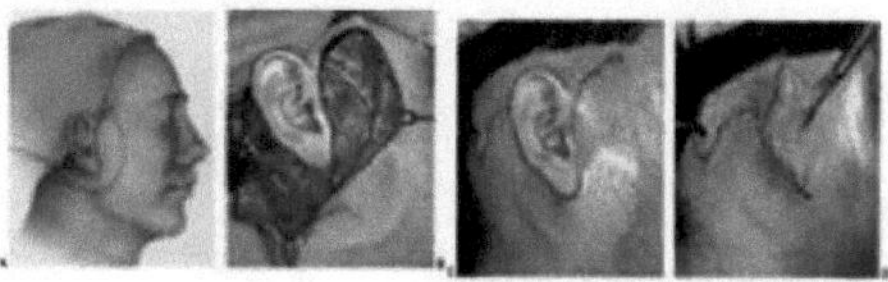

FIGURA 7.11 Ilustração **(A)** e fotografias **(B-D)** mostrando a colocação e o fechamento do dreno subcutâneo.

CAPÍTULO 8

ABORDAGENS À ARTICULAÇÃO TEMPOROMANDIBULAR

A articulação temporomandibular (ATM) e os seus componentes requerem frequentemente exposição para uma miríade de procedimentos. Os distúrbios internos da ATM, a artrite, o traumatismo, as perturbações do desenvolvimento e a neoplasia podem afetar a ATM e/ou os componentes esqueléticos e dos tecidos moles.

As abordagens cirúrgicas da ATM são agrupadas em

- Técnica cirúrgica pré-auricular
- Técnica cirúrgica pós-auricular
- Técnica cirúrgica submandibular
- Técnica cirúrgica retromandibular
- Técnica cirúrgica de ritidectomia
- Abordagem endoscópica

Anatomia cirúrgica

Embora a ATM em si seja relativamente pequena, existem muitas estruturas anatómicas importantes perto dela. Esta região contém a glândula parótida, os vasos temporais superficiais e os nervos facial e auriculotemporal.

Glândula parótida

A glândula parótida situa-se abaixo do arco zigomático, abaixo e à frente do meato acústico externo, no músculo masseter e atrás do ramo da mandíbula.

O pólo superficial da glândula parótida encontra-se diretamente sobre a cápsula da ATM. A glândula parótida propriamente dita está encerrada numa cápsula derivada da camada superficial da fáscia cervical profunda, frequentemente designada por fáscia parotideomassetérica.

Vasos Temporais Superficiais

Os vasos temporais superficiais emergem da face superior da glândula parótida e acompanham o nervo auriculotemporal. A artéria temporal superficial nasce na glândula parótida por bifurcação da artéria carótida externa. O nervo auriculotemporal acompanha e é posterior à artéria temporal superficial.

Nervo auriculotemporal

O nervo auriculotemporal inerva partes do pavilhão auricular, o meato auditivo externo, a membrana timpânica e a pele na área temporal.

Nervo facial

Pouco depois de o nervo facial sair do crânio através do forame estilomastóideo, entra na glândula parótida. Neste ponto, o nervo divide-se geralmente em dois troncos principais (temporofacial e cervicofacial), cujos ramos se anastomosam de forma variável para formar um plexo parotídeo. A divisão do nervo facial está localizada entre 1,5 e 2,8 cm abaixo da concavidade mais baixa do canal auditivo externo ósseo. Os ramos terminais do nervo facial emergem da glândula parótida e irradiam-se anteriormente. Eles são comumente classificados como temporal, zigomático, bucal, mandibular marginal e cervical. O ramo temporal atravessa o arco zigomático em locais variados em diferentes indivíduos, podendo estar localizado entre 8 e 35 mm (média de 20 mm) anteriormente ao canal auditivo externo (1).

Articulação temporomandibular

A cápsula da ATM define os limites anatómicos e funcionais da ATM. A cápsula fibrosa fina e frouxa envolve a superfície articular do côndilo e mistura-se com o periósteo do colo da mandíbula. No osso temporal, a cápsula articular envolve completamente as superfícies articulares da eminência e da fossa. Anteriormente, a cápsula se fixa na frente da crista da eminência articular; lateralmente, adere à borda da eminência e da fossa; e posteriormente, estende-se medialmente ao longo do lábio anterior das fissuras escamotímpânica e petrotimpânica. A fixação medial corre ao longo da sutura esfenoesquamosa. O disco articular é uma estrutura firme mas flexível com uma forma bicôncava (ver Fig. 8.1). O disco é normalmente dividido em três regiões: a banda posterior, a zona intermédia e a banda anterior. A zona intermédia central é consideravelmente mais fina (1 mm) do que as bandas posterior (3 mm) e anterior (2 mm).

O disco articular da ATM é uma estrutura intra-articular hipovascular que separa a cabeça do côndilo da fossa glenoide. No plano frontal, o espaço articular superior sobrepõe-se ao espaço articular inferior. Por conseguinte, a dissecção através da cápsula lateral leva-nos ao compartimento superior.

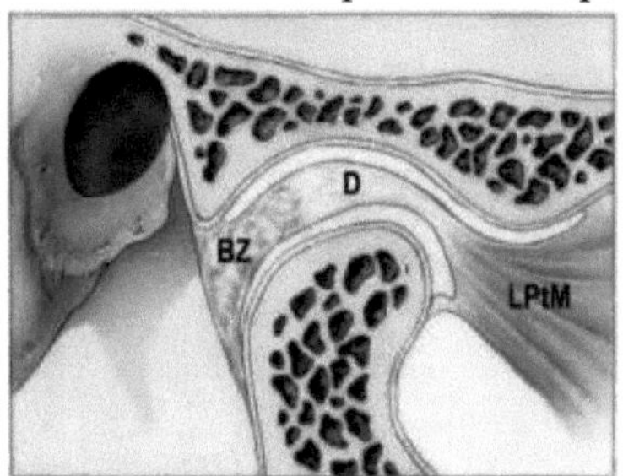

FIGURA 8.1 Secção sagital através da articulação temporomandibular (ATM). O disco articular (*D*)
é *branco* devido à sua avascularização. A zona bilaminar (*ZB*) é *vermelha* devido ao seu exuberante
fornecimento de sangue
.

O músculo pterigóideo lateral (*LPtM*) pode ter algumas fibras que se ligam à porção anterior do disco.

Camadas da região temporoparietal

A fáscia temporoparietal é a camada fascial mais superficial abaixo da camada de gordura subcutânea. É frequentemente designada por fáscia temporal superficial ou SMAS suprazigomático. A fáscia subgaleal na região temporoparietal é bem desenvolvida e pode ser dissecada como uma camada fascial discreta. A fáscia temporal é a fáscia do músculo temporal. Uma pequena quantidade de gordura entre as duas camadas é por vezes designada por almofada adiposa temporal superficial. Uma veia grande corre frequentemente na profundidade da camada superficial da fáscia temporal.

Técnica cirúrgica pré-auricular

Vantagens: permite o acesso à parte superior da ATM e ao côndilo mandibular deslocado anteromedialmente, boa estética

Utilizações: parotidectomia da glândula parótida, descompressão ou reparação do nervo facial, cirurgias de tmj, otoplastia, biópsia ou excisão de lesões.

Complicações: lesão do nervo facial, infeção, deiscência da ferida, parestesia.

A abordagem pré-auricular convencional (Al Kayat e Bramley): PASSO 1: Preparação do local da cirurgia

A preparação e o campo devem expor toda a orelha e o canto lateral do olho. A depilação do pelo pré-auricular é facultativa.

PASSO 2. Marcação da incisão

A incisão é delineada na junção da pele facial com a hélice da orelha. Pode ser utilizada uma prega cutânea natural ao longo de todo o comprimento da orelha para a incisão. Se não existir nenhuma, a pressão digital posterior aplicada na pele pré-auricular cria normalmente uma prega cutânea que pode ser marcada (ver Fig. 8.2A). A incisão estende-se superiormente até ao topo da hélice e pode incluir uma extensão anterior (bastão de hóquei) (Fig. 8.2B).

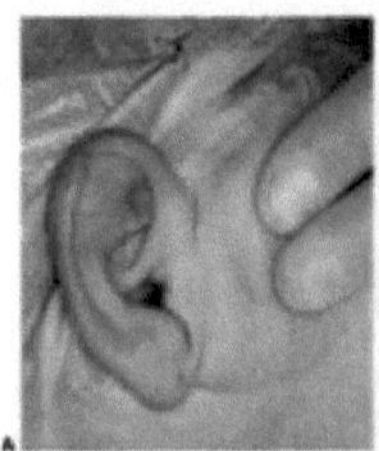
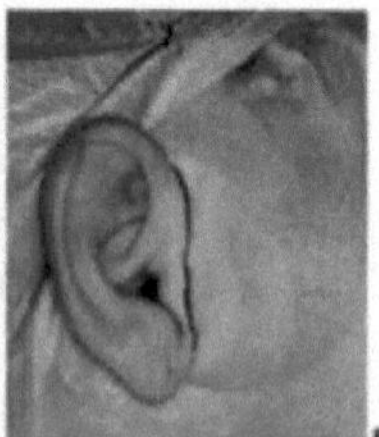

FIGURA 8.2 Fotografias que mostram o método de marcação da incisão na pele. A pressão digital aplicada posteriormente na pele fará com que a pele forme uma prega **(A)**. Este vinco é marcado para incisão **(B)**.

ETAPA 3: Infiltração de vasoconstritor

A zona pré-auricular é bastante vascularizada. Pode ser injetado um vasoconstritor por via subcutânea na área da incisão para diminuir a hemorragia incisional. No entanto, se também for injectada anestesia local, esta não deve ser injectada profundamente, porque pode ser necessário utilizar um estimulador nervoso nos ramos expostos do nervo facial.

PASSO 4: Incisão da pele

A incisão é efectuada através da pele e dos tecidos conjuntivos subcutâneos (incluindo a fáscia temporoparietal) até à profundidade da fáscia temporal (camada superficial) (ver Fig. 8.3).

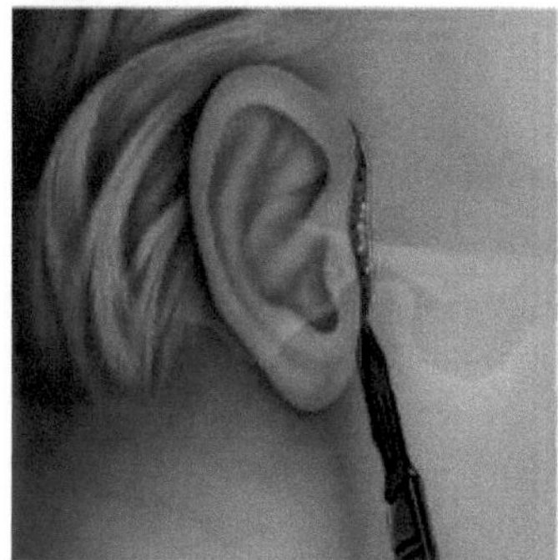

FIGURA 8.3 Ilustração mostrando a incisão inicial efectuada na prega cutânea pré-auricular.

PASSO 5. Dissecção para a Cápsula da Articulação Temporomandibular

A dissecção romba com elevadores periosteais e/ou tesouras enfraquece a porção superior da incisão, de modo a que o retalho possa ser retraído anteriormente cerca de 1,5 a 2 cm. O não desenvolvimento do retalho próximo do canal auditivo externo cartilaginoso aumenta o risco de lesão dos vasos temporais superficiais e do nervo auriculotemporal.

Abaixo do arco zigomático, a dissecção prossegue de forma romba, adjacente à cartilagem auditiva externa. Com o retalho retraído anteriormente, é feita uma incisão através da camada superficial (externa) da fáscia temporal, começando na raiz do arco zigomático, mesmo à frente do tragus, no sentido ântero-superior em direção ao canto superior do retalho retraído. (ver Fig. 8.4). O elevador periosteal pode então ser utilizado para continuar a dissecar sem corte inferiormente com um movimento para a frente e para trás, tendo o cuidado de não dissecar medialmente a cápsula da ATM. Quando a dissecção estiver aproximadamente 1 cm abaixo da arcada, o tecido interveniente é libertado bruscamente para posterior ao longo do plano da incisão inicial.

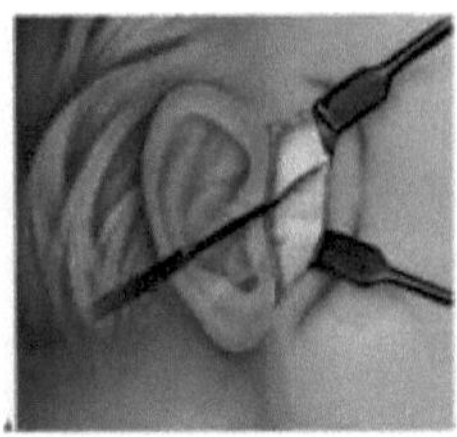

FIGURA 8.4 A: Ilustração mostrando a incisão oblíqua através da camada superficial da fáscia temporal.

Todo o retalho é então retraído anteriormente, e a dissecção romba a esta profundidade (apenas superficial à cápsula da ATM) prossegue anteriormente até que a eminência articular seja exposta. Toda a cápsula da ATM deve então ser revelada. Para ajudar a determinar a localização do espaço articular, a mandíbula pode ser manipulada para abrir e fechar.

PASSO 6. Expor os espaços interarticulares

Com a retração do retalho desenvolvido, os espaços articulares podem ser introduzidos. Para facilitar a cirurgia, pode ser injectada uma solução contendo vasoconstritor no espaço articular superior. Com o côndilo distraído inferiormente, utiliza-se uma tesoura pontiaguda ou um bisturi para entrar no espaço articular superior anteriormente, ao longo da vertente posterior da eminência.

ETAPA 7: Encerramento

Os espaços articulares são cuidadosamente irrigados e qualquer hemorragia é controlada antes do encerramento. O espaço articular inferior é fechado com sutura permanente ou de reabsorção lenta, suturando o disco de volta à sua fixação condilar lateral (ver Fig. 8.5). O espaço articular superior é encerrado suturando o bordo incisado com as fixações capsulares remanescentes no componente temporal da ATM. Se não restarem quaisquer fixações ao osso, a cápsula pode ser ressuspensa sobre o arco zigomático até à fáscia temporal. Os tecidos subcutâneos são fechados com sutura reabsorvível.

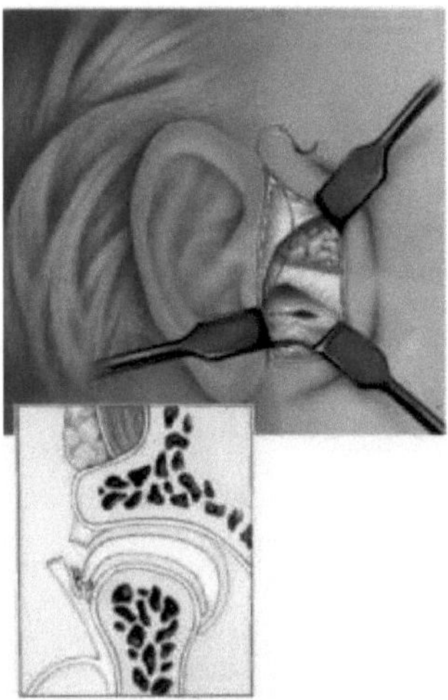

FIGURA 8.5 Encerramento do espaço articular inferior com sutura contínua entre as fixações laterais do disco e a cápsula articular. **Inserção:** Secção coronal mostrando a sutura do disco articular.

Abordagens alternativas

As incisões temporais e coronais alargadas podem prosseguir inferiormente da mesma forma que uma incisão pré-auricular para expor a ATM. A abordagem pré-auricular alargada é utilizada por alguns cirurgiões para melhorar a capacidade de retração dos tecidos anteriormente. A incisão pré-auricular alargada é semelhante à abordagem pré-auricular, mas é efectuada uma extensão ântero-superior (hockeystick) na pele temporal pilosa (ver Fig. 8.6). Alguns cirurgiões optam por colocar a incisão pré-auricular atrás do tragus (incisão endaural) para ocultar uma parte da mesma (ver Fig. 8.7). Esta abordagem requer uma incisão em forma de arco atrás da orelha.

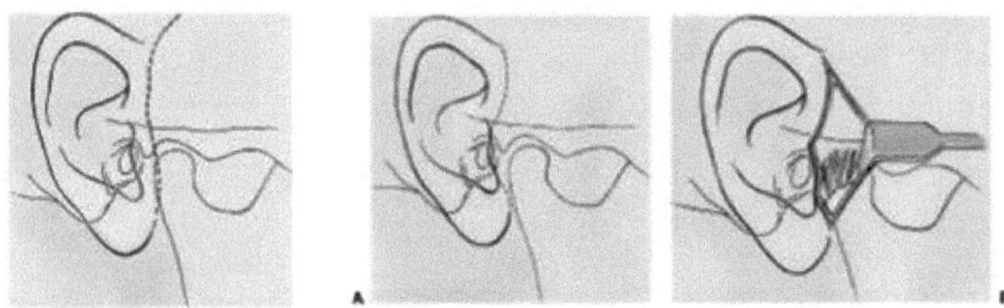

FIGURA 8.6 Incisão pré-auricular com uma extensão oblíqua ântero-superior (bastão de hóquei).

FIGURA 8.7 Incisão pré-auricular com uma porção retrotragal, escondendo a cicatriz dentro da orelha.

A: Incisão delineada. **B:** Exposição da cápsula da ATM.

Incisões pós-auriculares

A incisão é efectuada 3 mm posterior à prega auricular posterior e levada até à fáscia mastoide. A dissecção é continuada acima da fáscia mastoide até ao canal auditivo externo, que é então transeccionado para retrair o pavilhão auricular anteriormente. A dissecção através da camada superficial da fáscia temporal é efectuada até ao arco zigomático, e o periósteo é incisado de forma acentuada para expor a articulação. Não há necessidade de suturar a cartilagem após a cirurgia, sendo suficiente fechar a pele da orelha.

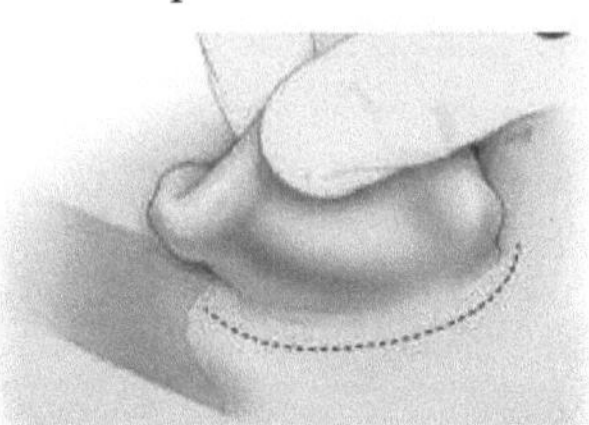

A incisão de Papowich e Crane

É uma técnica cirúrgica utilizada no tratamento de distúrbios da articulação temporomandibular (ATM), particularmente para cirurgia de articulação aberta. Foi desenvolvida pelos Drs. John B. Crane e Mark Papowich como uma alternativa às abordagens pré-auriculares tradicionais. Esta abordagem proporciona um excelente acesso à ATM, minimizando as cicatrizes visíveis e preservando a estética facial.

Vantagens: bom resultado cosmético, acesso direto aos tecidos, evitar a queda de cabelo
zonas de bering, versatilidade.

Utilizações: mastiodectomia, timpanoplastia, descompressão do nervo acial, implante coclear
cirurgia

Complicações: lesão do nervo facial, hematoma, infeção, deiscência da ferida, dormência ou alteração da sensibilidade.

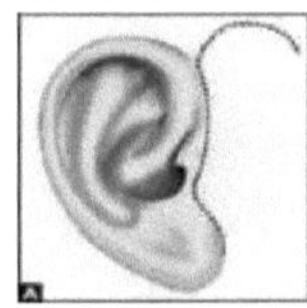

REFERÊNCIA

1. Al-Kayat A, Bramley P, Uma abordagem pré-auricular modificada da articulação temporomandibular e do arco malar. *Br J Oral Maxillofac Surg.* 1979;17:91.

CAPÍTULO 9

ABORDAGENS CIRÚRGICAS DO ESQUELETO NASAL

Foi descrita uma miríade de abordagens cirúrgicas para expor o esqueleto nasal. Duas abordagens cirúrgicas básicas comuns são a abordagem fechada ou endonasal, em que todas as incisões são colocadas dentro da cavidade nasal, de modo a serem discretas, e a abordagem aberta ou externa, que combina incisões internas e externas.

Abordagem externa (aberta)

O esqueleto nasal é exposto durante muitos procedimentos, tais como rinoplastia, septoplastia, tratamento de fracturas e cirurgia reconstrutiva.

Anatomia cirúrgica

Estrutura óssea nasal externa

A estrutura óssea do nariz é constituída pelos ossos nasais emparelhados, apoiados posteriormente pelo processo nasal do osso frontal e lateralmente pelos processos frontais da maxila (ver Fig. 9.1). A borda inferior dos ossos nasais é contínua com as cartilagens laterais superiores (triangulares), que se estendem por baixo dos ossos nasais 4 a 7 mm (frequentemente designada por área da pedra angular).

Estrutura externa da cartilagem nasal

As cartilagens laterais superiores (triangulares) são estruturas emparelhadas que formam a maior parte do terço médio da parede nasal lateral (Fig. 9.1). O bordo superior da cartilagem lateral superior insere-se na superfície profunda do bordo inferior dos ossos nasais durante alguns milímetros. A borda lateral da cartilagem lateral superior une-se à abertura piriforme da maxila. A fixação entre as cartilagens alar e lateral superior é frequentemente dobrada para trás em 2 a 3 mm e é frequentemente designada por área de rolagem (ver Fig. 9.2).

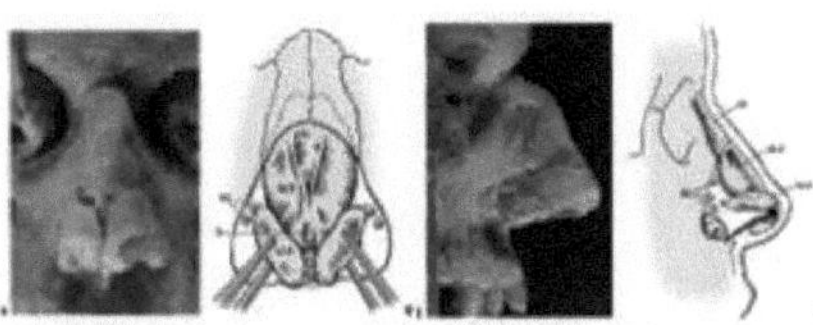

FIGURA 9.1 Esqueleto externo do nariz. *N*, osso nasal; *ULC*, cartilagem lateral superior; *SC*, cartilagens sesamóides
; *S*, septo cartilaginoso; *LLC*, cartilagem lateral inferior.

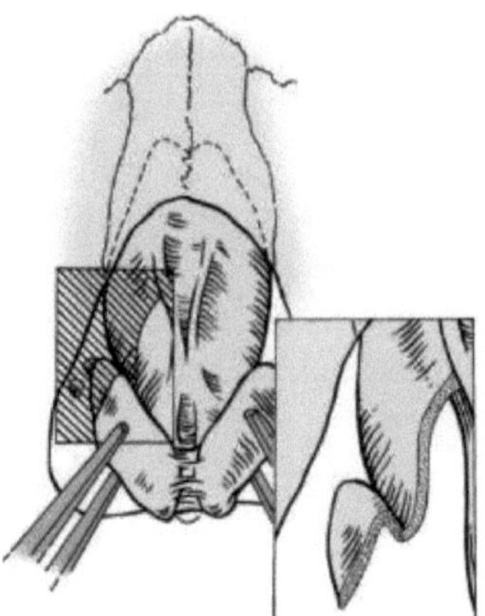

FIGURA 9.2 Área de rolagem onde as cartilagens laterais superior e inferior são unidas por tecido fibrocartilaginoso.

As cartilagens alares (laterais inferiores) são estruturas emparelhadas que possuem crura medial e lateral. As duas cruras mediais se unem na linha média e participam da formação da columela. A altura da crus lateral também varia muito, com uma média de aproximadamente 11 mm. Lateralmente, a borda inferior da crus lateral pode ser 12 a 14 mm superior à borda alar. A junção das crus medial e lateral pode ser abrupta, formando um ângulo agudo, ou genu. Em alguns casos, nota-se uma área plana entre elas, dando origem ao termo crus média.

O septo nasal

O septo nasal é constituído por seis estruturas: a crista septal da maxila, a placa perpendicular do osso palatino, a placa perpendicular do osso etmoide, o vômer, o septo cartilaginoso (cartilagem quadrangular) e o septo membranoso (ver Fig. 9.3).

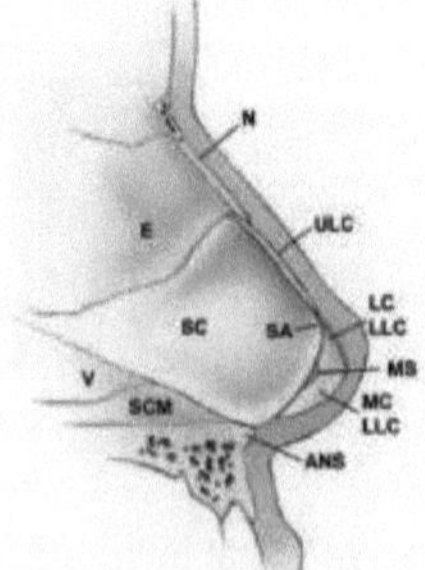

FIGURA 9.3 Componentes do septo nasal. *N*, osso nasal; *ULC*, borda cortada da cartilagem lateral superior; *E*, etmoide; *SC*, cartilagem septal; *SA*, ângulo septal; *V*, vômer; *SCM*, crista septal da maxila; *LC*, *LLC*, borda cortada da crus lateral, cartilagem lateral inferior; *MS*, septo

membranoso;
MC, *LLC*, crus medial, cartilagem lateral inferior; *ANS*, espinha nasal anterior.

Tecidos moles nasais

Os tecidos moles que cobrem o nariz são constituídos por pele, uma bainha músculo-aponeurótica complexa e o periósteo/pericôndrio. As artérias e veias do nariz encontram-se nos tecidos moles. Portanto, o plano de dissecção em cirurgias nasais deve ser próximo à estrutura osteocartilaginosa para evitar lesões nesses músculos e vasos.

Incisões

-V invertido
-W moldado
-Baixo columelar
-Gullwing

Técnica

A abordagem externa ao esqueleto nasal envolve apenas uma incisão externa colocada através da columela. Esta abordagem consiste em incisões marginais bilaterais ligadas por uma incisão transcolumelar. O tecido mole é elevado das cartilagens e dos ossos nasais, expondo toda a ponta e o dorso.

PASSO 1: Vasoconstrição e preparação

As vibrissas no interior dos vestíbulos são raspadas com um bisturi ou tesoura n. 15 ou tesoura e a cavidade nasal é limpa com uma solução de iodopovidona. Coloca-se um tampão nasal com um vasoconstritor (cocaína a 4%, oximetazolina a 0,05%, etc.) ao longo do comprimento do pavimento nasal, contra os cornetos e sob o teto osteocartilagíneo. Após a infiltração, uma pressão externa suave aplicada sobre o nariz durante 1 a 2 minutos ajuda a espalhar o vasoconstritor de forma homogénea, reduzindo assim a deformidade externa.

PASSO 2. Incisões marginais e transcolumelares

As incisões para a abordagem aberta devem ser marcadas com uma caneta de ponta fina. A incisão marginal para a exposição da cúpula e da crus lateral deve seguir a margem caudal livre da cartilagem lateral inferior e não a margem da narina. O bordo da narina é retraído com um gancho de pele duplo e evertido colocando o dedo médio externamente sobre a cartilagem alar. O bordo caudal da cartilagem alar é identificado através da pele vestibular (ver Fig. 9.4 A). A incisão marginal continua medialmente ao ápice e ao longo da borda caudal da crus medial, aproximadamente 1 mm atrás da borda da columela, parando na junção columela-lobo (Fig. 9.4B). Uma incisão transcolumelar é marcada como uma incisão em degrau (Fig. 9.4C) ou em V invertido (Fig. 9.4D) na pele através da columela, ligando-se às extremidades da incisão marginal.

A preferência pessoal determina se a incisão transcolumelar ou a incisão marginal deve ser efectuada primeiro. Se a incisão marginal for efectuada primeiro, é normalmente feita de lateral para medial, seguindo o contorno da cartilagem alar através da pele vestibular até ao nível da cartilagem (ver Fig. 9.5). Uma vez concluída a incisão marginal, a incisão transcolumelar é efectuada com uma lâmina no. 11 (ver Fig. 9.6). As cruzes mediais são superficiais na columela.

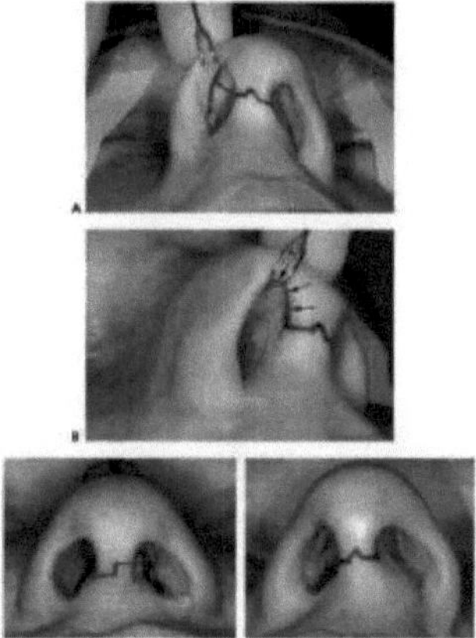

FIGURA 9.4 Fotografia que mostra a posição da incisão marginal e das incisões transcolumelares. **A:** Incisão marginal marcada com caneta. Note-se que segue o bordo caudal da cartilagem lateral inferior. A *seta* indica a altura da crus lateral da cartilagem lateral inferior. A incisão marginal continua medialmente e anteriormente antes de virar inferiormente (**B**, *setas*). A incisão transcolumelar pode ser efectuada em escada **(C)** ou em V invertido **(D)**.

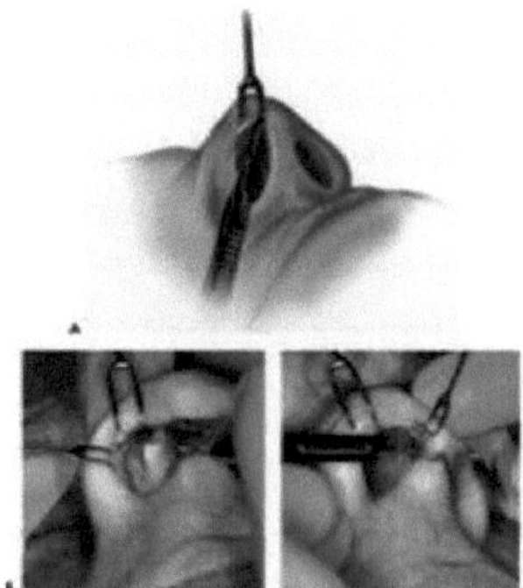

FIGURA 9.5 Incisão marginal. **A:** Ilustração que demonstra a incisão marginal a ser efectuada. Note-se que a cartilagem lateral inferior é visível através da incisão. **B:** Fotografia mostrando a incisão marginal a ser efectuada, começando lateralmente e estendendo-se medialmente. Note-se como o gancho de pele retrai o rebordo alar superiormente, enquanto um dedo pressiona a cartilagem alar para baixo e para fora. **C:** A incisão marginal continua ao longo da borda anterior da crus média e medial da cartilagem lateral inferior, logo atrás da columela.

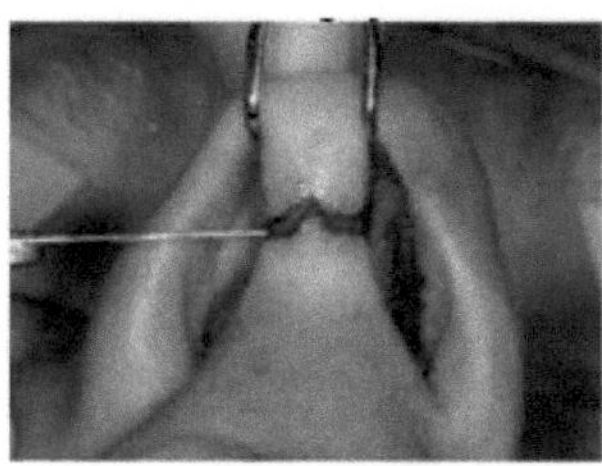

FIGURA 9.6 Fotografia que mostra a incisão transcolumelar a ser efectuada com um bisturi n.º 11. 11.

PASSO 3: Esqueletização externa do nariz

Utiliza-se um gancho de pele ou uma pinça fina para levantar suavemente o bordo de corte da pele columelar, de modo a permitir a dissecção subpericondral da crura medial com uma tesoura. Em seguida, utiliza-se um gancho de pele duplo para everter o bordo da narina e inserir uma tesoura pontiaguda na incisão marginal. Na junção das crura lateral e medial, a dissecção dos tecidos moles do esqueleto é especialmente difícil, em parte porque estes aderem aos ligamentos interdomais. Utiliza-se um gancho de pele para elevar os bordos da pele e uma tesoura para dissecar as restantes ligações entre a pele e as cartilagens alares.

PASSO 4: Expor o septo

O septo é abordado através da dissecção entre as cruras medial e intermédia (média) com uma tesoura pontiaguda, através do ligamento interdomal e do septo membranoso, expondo a porção caudal da cartilagem septal. É efectuada uma incisão ao longo do bordo caudal do septo cartilaginoso e o mucopericôndrio é elevado do septo. Um elevador de Freer pode então ser utilizado para desnudar todo o septo nasal num plano subpericondrial/subperiosteal.

PASSO 5. Fecho e talas

A incisão transcolumelar é meticulosamente reparada com sutura de nylon ou polipropileno 6-0 (ver Fig. 9.7). As incisões marginais são fechadas com suturas de categute crómico 5-0. Se a mucosa septal tiver sido descolada, a colocação de talas ou compressas intranasais manterá a aproximação da mucosa e ajudará a evitar a formação de hematoma durante o processo de cicatrização (ver Fig. 9.8). Pode ser aplicado um penso nasal externo para readaptar os tecidos ao esqueleto subjacente. Depois de passar uma fina camada de tintura de benjoim ou outra solução de preparação da pele sobre a pele do nariz e a área adjacente, aplica-se fita de papel em camadas sobrepostas desde a raiz até à área supratipal. Coloca-se uma tira de fita adesiva para formar uma funda para apoio da ponta. É cortado um material termoplástico em forma de losango para cobrir o esqueleto nasal externo. É amolecido em água morna e aplicado no nariz, utilizando uma ligeira pressão digital para manter a forma pretendida até estar firme. (Fig.9.9)

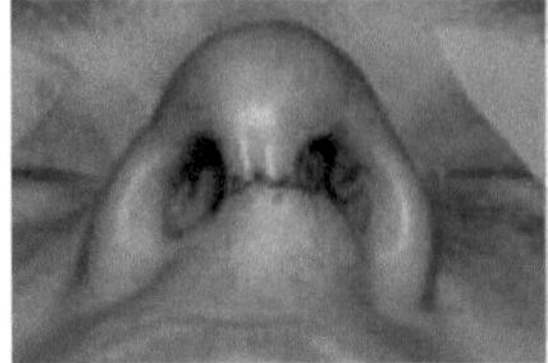

FIGURA 9.7 Encerramento da incisão transcolumelar.

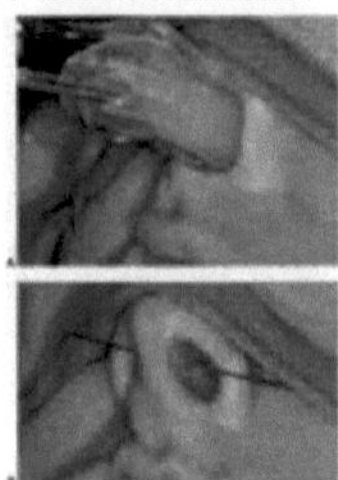

FIGURE 8 **8 A:** Inserção de uma tala de silicone lubrificada com pomada antibiótica nas narinas.

Note que um espéculo nasal é usado para criar um canal para a inserção simples. **B:** Foram colocadas talas de silicone bilaterais

.

Uma sutura de seda numa agulha reta é passada através de um splint, do septo membranoso e do outro splint. A sutura é então passada de volta na direção oposta e atada.

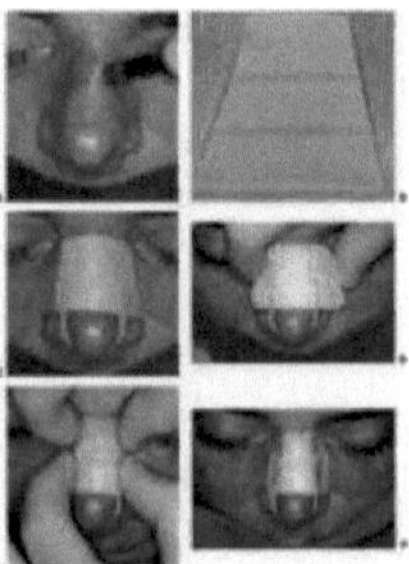

FIGURE 9 **9** Aplicação de uma tala termoplástica no nariz externo. **A:** A pele é preparada com a aplicação de um material "pegajoso", como o benjoim. **B:** **A** fita de papel é cortada em losangos alongados e aplicada na pele nasal **(C)**. **D:** Material termoplástico cortado no tamanho correto. **E:** Penso termoplástico amolecido a ser adaptado ao nariz. **F:** Aspeto após a fixação do penso.

Abordagem endonasal:

A abordagem endonasal aqui descrita é a "abordagem de entrega" para expor as cartilagens laterais inferiores.

Técnica

PASSO 1: Vasoconstrição e preparação

As vibrissas no interior dos vestíbulos são raspadas com um bisturi ou tesoura n. 15 ou tesoura e a cavidade nasal é limpa com uma solução de iodopovidona. Coloca-se um tampão nasal com um vasoconstritor (cocaína a 4%, oximetazolina a 0,05%, etc.) ao longo do comprimento do pavimento nasal, contra os cornetos e sob o teto osteocartilagíneo. Após a infiltração, uma pressão externa suave aplicada sobre o nariz durante 1 a 2 minutos ajuda a espalhar o vasoconstritor de forma homogénea, reduzindo assim a deformidade externa.

PASSO 2. Técnica de Entrega da Cartilagem para Exposição da Cartilagem Lateral Inferior A abordagem de entrega da cartilagem alar envolve uma incisão marginal e uma incisão intercartilaginosa ligada a uma incisão transfixante parcial ou completa (ver Fig. 9.10). Uma incisão marginal para exposição da cúpula e da crus lateral deve seguir a margem caudal livre da cartilagem lateral inferior e não a margem da narina. As incisões não devem ser colocadas no triângulo mole - a porção da narina que é caudal à cartilagem alar. O triângulo mole é formado por duas camadas justapostas de pele, sem suporte de cartilagem, com apenas tecido areolar solto entre elas. O bordo da narina é retraído com um gancho de pele duplo e evertido colocando o dedo médio externamente sobre a cartilagem alar. É efectuada uma incisão através da pele vestibular ao longo do contorno da cartilagem alar até à profundidade da cartilagem.

Para a abordagem de entrega de cartilagem às cartilagens laterais inferiores, é efectuada uma incisão de transfixação na extremidade caudal da cartilagem septal, ligando-a à incisão intercartilaginosa. A transfixação é uma técnica em que os tecidos moles que cobrem o dorso e a columela são separados do septo. Uma incisão de hemitransfixação é feita no mesmo local, mas apenas de um lado, deixando o septo membranoso intacto no lado oposto. É importante alargar a incisão de transfixação à volta do ângulo septal para libertar as cartilagens alares das suas fixações septais quando é necessária uma exposição completa através de uma incisão marginal na abordagem de entrega.

Uma vez concluídas as três incisões e a dissecção subpericondral dos tecidos moles sobrejacentes, a cartilagem alar fica livre, exceto nas suas extremidades medial e lateral. A incisão intercartilaginosa deve ser suficientemente longa para permitir a mobilização adequada da crus lateral para exposição. Esta dissecção cria um retalho bipediculado de cartilagem alar revestido de pele vestibular com base medial e lateral. As cartilagens alares são então "libertadas" das narinas, à semelhança da pega de um balde, por retração com ganchos de pele, expondo a superfície superficial da cartilagem (ver Fig. 9.11).

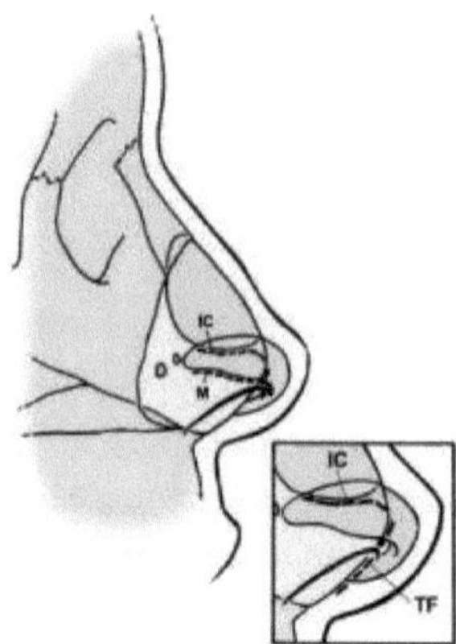

FIGURE 10 0 Incisões para a abordagem da entrega da cartilagem alar. *IC*, incisão intercartilaginosa;
M, incisão marginal; *TF*, incisão de transfixação. Note-se como a incisão transfixante segue o bordo caudal da cartilagem septal (***inset***).

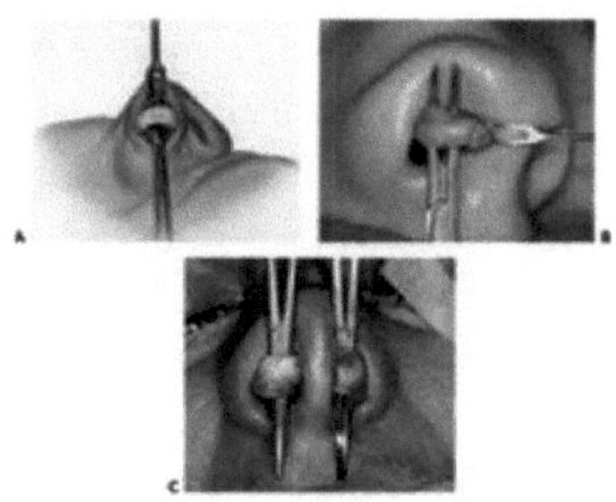

FIGURA 9.11 Ilustração **(A)** e fotografias **(B:** unilateral; **C:** bilateral) mostrando a entrega da(s) cartilagem(ns) alar(es).

ETAPA 3: Exposição do dorso e da raiz nasal

O acesso ao dorso e à raiz nasal é obtido através da incisão intercartilaginosa. Uma vez efectuada a incisão através da mucosa, da submucosa, do tecido aponeurótico e do pericôndrio, a dissecção subpericondral afiada com um bisturi ou a dissecção romba com uma tesoura afiada liberta os tecidos moles das cartilagens laterais superiores (ver Fig. 9.12). Os elevadores periosteais afiados, como os de Cottle, Joseph ou Freer, são úteis para a dissecção subperiosteal dos ossos nasais até ao nível necessário para o procedimento cirúrgico.

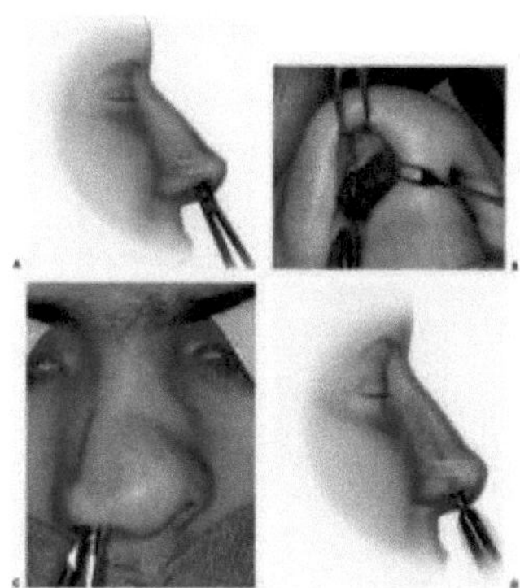

FIGURA 9.12 Dissecção com tesoura sobre o esqueleto nasal superior. Ilustração **(A)** e fotografia **(B)** mostrando a inserção da tesoura através da incisão intercartilaginosa, superficial à cartilagem lateral superior. A tesoura é avançada com um movimento de espalhamento até que se tenha dissecado a maior parte dos tecidos moles nasais externos necessários para o procedimento cirúrgico **(C)**. **D:** Ilustração mostrando o uso de um elevador periosteal afiado para dissecar os ossos nasais.

ETAPA 4: Exposição do septo

A mucosa septal é retirada da cartilagem septal através da incisão transfixante, utilizando elevadores periosteais (ver Fig. 9.13). Um elevador de Freer é utilizado num movimento de varrimento para dissecar o mucopericôndrio de toda a cartilagem septal desde o vômer até ao dorso e posteriormente sobre a placa perpendicular do etmoide. A abordagem bidirecional, utilizando "túneis" superiores e inferiores, permite o isolamento desta área e a exposição para uma elevação acentuada das membranas fundidas de um lado do septo. O mucoperiósteo é elevado do assoalho nasal e sobe pela crista nasal da maxila e do vômer até o ponto em que a mucosa septal é
ligados à junção do septo com estes ossos.

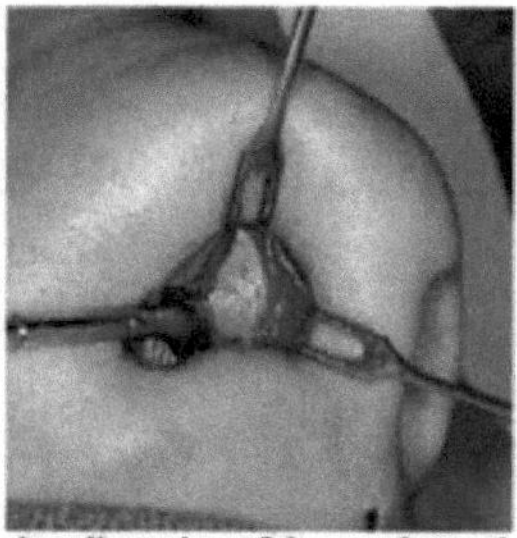

FIGURA 9.13 Fotografia que mostra a dissecção da mucosa septal nasal do ângulo septal anterior com um elevador de Cottle.

O resultado são dois túneis submucosos, separados por aderência submucosa ao bordo inferior da cartilagem septal e à crista maxilar/vómer (ver Fig. 9.14A). A retração da mucosa de dentro destes túneis permite que as ligações submucosas sejam cortadas com uma tesoura afiada ou um bisturi, completando assim a elevação de todo o retalho mucopericondrial-periosteal do septo (Fig. 9.14B).

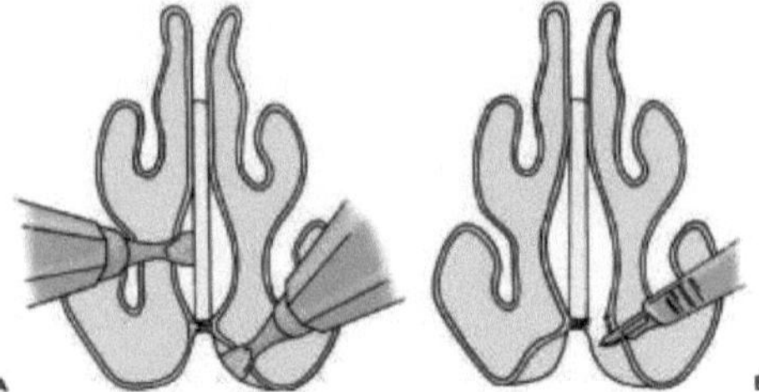

FIGURA 9.14 Dissecção submucosa do septo acima e abaixo das áreas de aderência **(A)**, seguida de incisão através das áreas aderentes **(B)**.

Também é possível dissecar o mucopericôndrio do lado oposto do septo nasal, se necessário, através de uma incisão hemitransfixante ou transfixante completa, expondo todo o septo nasal. Um método simples para liberar a mucosa na junção do septo e da cartilagem lateral superior é posicionar um elevador de Freer submucoso ao longo do septo nasal, logo abaixo do dorso nasal, e girar a borda superior do elevador de Freer lateralmente. Esta manobra separa o mucoperiósteo/mucopericôndrio da superfície inferior da abóbada nasal.

PASSO 5. Fecho e talas

Todas as incisões intranasais são fechadas com sutura reabsorvível, como a sutura de categute crómico 5-0. Se a mucosa septal foi descolada, a colocação de talas ou pacotes intranasais manterá a aproximação da mucosa e ajudará a evitar a formação de hematoma durante o processo de cicatrização. Alternativamente, suturas de acolchoamento trans-septal são úteis para readaptar a mucosa.

Se os tecidos moles do dorso e da ponta nasais tiverem sido elevados, pode ser aplicado um penso nasal externo para readaptar os tecidos ao esqueleto subjacente. Após a aplicação de uma fina camada de tintura de benjoim ou de outra solução de preparação da pele sobre a pele do nariz e a zona adjacente, aplica-se uma fita de papel em camadas sobrepostas, desde a raiz até à zona supra-ponta. Corta-se um entalhe em V de uma tira de fita para formar uma funda para apoio da ponta. De seguida, aplica-se um penso nasal externo.

RESUMO

- As abordagens ao esqueleto craniomaxilofacial são variadas.
- A técnica cirúrgica envolvida nestas abordagens torna claro que a capacidade de as realizar de uma forma bem tolerada e previsível depende do conhecimento das indicações e da exposição proporcionada por cada abordagem, da apreciação da anatomia e da consciência das potenciais complicações.
- Os resultados podem ser melhorados e as complicações podem ser evitadas se a abordagem escolhida for corretamente executada.
- Manter-se a par das mudanças e melhorias na técnica cirúrgica é uma necessidade para qualquer cirurgião.
- Permanece a controvérsia quanto à abordagem cirúrgica ideal, especialmente no que diz respeito ao tratamento das fracturas condilares e das fracturas do seio frontal que envolvem a mesa posterior e o FSOT.
- Existe sempre controvérsia quanto à melhor escolha em termos de abordagens cirúrgicas, mas a segurança, o conforto com a anatomia e uma boa visibilidade intra-operatória devem orientar esta escolha.
- As abordagens endoscópicas assistidas e puramente endoscópicas estão a ganhar popularidade, especialmente para a gestão de fracturas frontais, orbitais e subcondilianas da mandíbula.

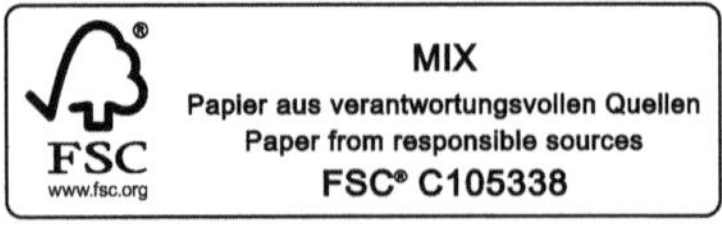

Printed by Books on Demand GmbH, Norderstedt / Germany